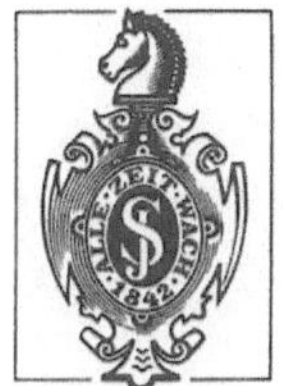

Gerhard Schwarz

Dissoziierter Hirntod

Computergestützte Verfahren
in Diagnostik und Dokumentation

Mit 82 Abbildungen und 8 Tabellen

Springer-Verlag Berlin Heidelberg New York
London Paris Tokyo Hong Kong

Dr. Gerhard Schwarz
Universitätsklinik für Anästhesiologie, Landeskrankenhaus
Auenbruggerplatz, A-8036 Graz

ISBN-13: 978-3-540-51280-6   e-ISBN-13: 978-3-642-74834-9
DOI: 10.1007/978-3-642-74834-9

CIP-Titelaufnahme der Deutschen Bibliothek
Schwarz, Gerhard: Dissoziierter Hirntod: computergestützte Verfahren in Diagnostik
und Dokumentation / Gerhard Schwarz. – Berlin; Heidelberg; New York; London; Paris; Tokyo; Hong Kong: Springer, 1990
ISBN-13: 978-3-540-51280-6   e-ISBN-13: 978-3-642-74834-9
DOI: 10.1007/978-3-642-74834-9

Satz und Druck: Zechnersche Buchdruckerei, Speyer
Bindearbeiten: J. Schäffer, Grünstadt

2119/3140-543210 – Gedruckt auf säurefreiem Papier

Geleitwort

Der Hirntod, ein Fachgrenzen überschreitendes Thema, hat mit
der Ausweitung der Transplantationstätigkeit wieder erhöhte Ak-
tualität gewonnen. Xavier Bichat (1771–1802) war der erste, der
die Dissoziation des Todes des Gehirns und des körperlichen Todes beobachtete und beschrieb. Vor genau 30 Jahren (1959)
wurde der isolierte Tod des Gehirns von Mollaret u. Goulon als
klinisches Syndrom (frz. „coma depassé") dargestellt.

Neue Entwicklungen in der Medizintechnik mit einer verbes-
serten mikroprozessorgesteuerten EEG-Auswertung und Erkenntnisse über Veränderungen evozierter Potentiale beim isolierten Funktionsausfall des Gesamthirns haben eine neue Zusammenfassung des Wissens über das komplexe Thema Hirntod
wünschenswert gemacht. Hinzugekommen ist auch die Erweiterung der apparativ-klinischen Diagnostik, z. B. durch die Untersuchung der Herzratenvariabilität (einem Verfahren, das gerade an
der Grazer Klinik für Anästhesiologie unter der Leitung des Au-
tors weiterentwickelt wurde) oder die Überwachung der peripheren Oxygenation während des Apnoetests mittels Pulsoxymetrie.
Neu ist auch die Entwicklung eines „Expertensystems Hirntod",
das aus Erfahrungen, Protokollen und dem Detailwissen von
zahlreichen Patienten mit Hirntod als exemplarisches Beispiel so-
genannter künstlicher Intelligenz fungieren kann. Breite klinische
Erkenntnisse hinsichtlich dem Vorgehen bei primären Hirnstammläsionen und über die Reaktivität des Hirntoten während
der Organentnahme haben das Interesse an einer umfassenden
Kompilation des neuen Wissens über den Hirntod erhöht. Das
vorliegende Buch hat es sich jedenfalls zum Ziel gesetzt, alle jün-
geren Entwicklungen zum Thema Hirntod – auf dem Gebiete der
Elektronik, der Computertechnik, der Diagnostik und der Dokumentation – aufzuzeigen und zu bewerten. Ich glaube, daß dieses
Kompendium auch ein verbessertes wissenschaftliches Verständ-
nis und eine bessere Beurteilung des Hirntodes ermöglicht.

Graz, Dezember 1989   W. F. List

Vorwort

Als Folge der pharmakologischen sowie mechanisch-maschinellen Möglichkeiten in der Reanimation und Intensivmedizin, Herz-Kreislauf-Funktion und Atmung künstlich aufrechtzuerhalten, haben die über Jahrhunderte tradierten Zeichen des Todes ihre Bedeutung verloren; an die Stelle des endgültigen Sistierens der Herztätigkeit und der Spontanatmung trat das Erlöschen der Gesamtfunktion des Gehirns. Mollaret u. Goulon (1959) beschrieben im Jahre 1959 die isolierte Gesamtnekrose des Gehirns unter dem klinischen Bild des „coma depassé".

In der Folge gab es vielfach definierte Hirntodkriterien, bis sich schließlich 3 unterschiedliche Konzepte etablierten (Molinary 1982; Black u. Zervas 1984; Frowein et al. 1985): In den USA stand die elektrophysiologische Definition mit dem Null-linien-EEG im Vordergrund. In Europa (z. B. Deutschland, Finnland) dominierte die neuropathologisch-hirnzirkulatorische Registrierung des totalen Hirninfarkts mit dem zerebralen Zirkulationsstillstand. In Großbritannien hingegen wurde der Hirntod als rostrokaudaler Prozeß hauptsächlich mit dem Hirnstammtod gleichgesetzt (Jennett 1982). In den letzten Jahren wurden in der Bundesrepublik Deutschland die Empfehlungen zur Feststellung des Hirntodes in einer 2. (Wolff 1982) und derzeit 3. Generation (Frowein et al. 1987 a) präzisiert. Dies weist darauf hin, daß in den letzten 3 Jahrzehnten eine fortgesetzte kritische Auseinandersetzung zu diesem Problemkreis bestand und daß diese weitergeführt werden muß.

Die Konfrontation der Anästhesiologen mit dem die Fachgrenzen überschreitenden Phänomen Hirntod hat eine nahezu „historische" Dimension. Die Anästhesiologen waren es, die im Rahmen ihrer intensivmedizinischen Tätigkeit als erste mit den Konsequenzen und dem moralischen Druck belastet waren, der auf die Diagnose Hirntod folgte, und es überrascht nicht, daß gerade Vertreter dieser Fachgruppe an den Vatikan um eine Stellungnahme aus theologischer Sicht herantraten (Ivan 1973).

Dem Anästhesiologen und Intensivmediziner werden auch weiterhin Patienten in der marginalen Situation akut bedrohten Lebens anvertraut; in dieser Funktion eines „avocat de survivre" übernimmt er die Verpflichtung, sich gemeinsam mit den Neurologen, Neurochirurgen, Neuroradiologen oder Elektrobiologen der Verantwortung um die Diagnose eines irreversiblen zerebralen Funktionsverlustes zu stellen.

An dieser Stelle darf ich dem Vorstand der Universitätsklinik für Anästhesiologie Graz, Herrn Univ.-Prof. Dr. W. F. List für die Unterstützung bei den wissenschaftlichen Projekten danken, welche die Entstehung dieser Arbeit überhaupt ermöglicht haben, und für die kritische Durchsicht und wertvollen Anregungen bei der Fertigstellung des Manuskripts.

Mein Dank gilt Herrn Univ.-Prof. Dr. Dipl.-Ing. G. Pfurtscheller (Institut für Elektro- und biomedizinische Technik der Technischen Universität Graz) für die langjährige fruchtbare Zusammenarbeit in den verschiedensten Bereichen biomedizinischer Technik und medizinischer Informatik und Herrn Univ.-Prof. Dr. Dr. U. Zwiener (Institut für Pathologische Physiologie Jena/ DDR) für die Kooperation bei den tierexperimentellen Studien.

Für die Beratung bzw. gemeinsame Entwicklungsarbeit am Expertensystem „BRAINDEX" möchte ich Herrn Univ.-Prof. Prim. Dr. E. Rumpl (Neurologische Abteilung des LKH Klagenfurt) sowie den Herren Univ.-Prof. Dipl.-Ing. V. Haase (Institut für Informationsverarbeitung der Technischen Universität Graz), Dr. R. Grims und Dipl.-Ing. G. Rom (Ludwig-Boltzmann-Institut für medizinische Informatik Graz, Leiter: Univ.-Prof. Dipl.-Ing. Dr. G. Pfurtscheller) danken. Den Herren Dr. Dipl.-Ing. G. Litscher (Institut für Elektro- und biomedizinische Technik), Univ.-Doz. Dr. W. Kopp (Univ.-Klinik für Radiologie Graz), Oberarzt Dr. R. Kleinert (Institut für Pathologische Anatomie Graz) und Univ.-Ass. Dr. M. Mokry (Univ.-Klinik für Neurochirurgie) danke ich für die fachkundige Zusammenarbeit ebenso wie den Assistentinnen und Ärzten des EEG-Labors der Psychiatrisch-neurologischen Univ.-Klinik Graz (Vorstand: Univ.-Prof. Dr. H. Lechner) für die klinische EEG-Diagnostik.

Meinen besonderen Dank erstatte ich Frau G. Landsteiner, die alle Teile des Manuskriptes geschrieben hat, und Frau H. Pyerin für die Mithilfe bei den Literaturrecherchen.

Die umfangreichen apparativen Untersuchungen über nahezu ein Jahrzehnt an der Intensivstation der Klinik für Anästhesiologie in Graz wurden mit Hilfe der großzügigen Unterstützung durch den Fonds zur Förderung der wissenschaftlichen Forschung in Österreich durchgeführt. Die Entwicklung des Expertensystems „BRAINDEX" erfolgte in Kooperation mit dem Ludwig-Boltzmann-Institut für medizinische Informatik im Rahmen eines Forschungsauftrags des Österreichischen Bundesministeriums für Wissenschaft und Forschung an dieses Institut. Diesen beiden genannten Institutionen gilt mein besonderer Dank.

Graz, Dezember 1989   G. Schwarz

Inhaltsverzeichnis

1   Definition   1

2   Pathophysiologie – Pathomorphologie   2

3   Diagnostik   5
3.1   Voraussetzungen   5
3.2   Klinische Symptomatik   6
3.2.1 Koma   6
3.2.2 Apnoe   6
      – Pulsoxymetrie und Spirographie beim Apnoetest   9
3.2.3 Zentrale Areflexie   13
3.2.4 Spinal integrierte Motorik   15
3.2.5 Vegetativum   22
      – Blutdruck   22
      – Temperatur   23
      – Diabetes insipidus   23
      – Herzfrequenz   24
      – Herzratenvariabilität   24
      – Ösophaguskontraktilität   43
      – Vegetative und motorische Reaktionen während
        Organentnahmen   44
3.2.6 „Klinische Tests"   47
      – Atropintest   47
      – Karotissinusreflex und Bulbusdruck   47
3.3   Apparative zerebrale Perfusions- und Funktions-
      diagnostik   47
3.3.1 Zerebrale Angiographie   47
3.3.2 Isotopenuntersuchung   49
3.3.3 Transkranielle Doppler-Sonographie   49
3.3.4 Ultraschall   52
3.3.5 Intrakranieller Druck   53
3.3.6 Computertomographie   53
3.3.7 Elektrophysiologische Untersuchungen des Gehirns   53
      – Elektronenzephalographie   53
      – Evozierte Potentiale   60
      – Blinkreflex   94
      – Elektroretinogramm   94

4   Hirntod in der Pädiatrie   95

*5   Plausibilitätskontrolle „Hirntod" durch den an einer
      Organentnahme beteiligten Anästhesisten?*   97

6   Notfallmedizin – Hirntod   98

Anhang   99
A. Koma-Hirntod-Datenbank und künstliche Intelligenz:
    Expertensystem „BRAINDEX"   99
B. Begriffsverzeichnis aus der Informatik, bezogen auf
    das Expertensystem „BRAINDEX"   122

7   Zusammenfassung und Schlußfolgerung   126

Literatur   128

Sachverzeichnis   140

1 Definition

Werden die Aussagen des umfassenden Schrifttums (Gütgemann 1969; Gründel 1973; Kluge 1975; Agich 1985; Eccles u. Robinson 1985; Böckle 1985; Laufs 1985; Rotter 1986), anerkannt, wonach die Funktion des Gesamthirns sowohl die Trägerin des Bewußtseins, der Reflexion auf die Umwelt als auch der Integration nachgeordneter biologischer Steuerungsvorgänge ist und somit als das wesensbestimmende Merkmal des individuellen menschlichen Seins angesehen werden kann, wird der Tod des Gehirns mit dem Tod des Individuums gleichgesetzt. Dieser Hirntod wird als *irreversibler und vollständiger* Ausfall der Funktionen des *gesamten* Gehirns bei noch aufrechterhaltener Kreislauffunktion im übrigen Körper (Kuhlendal 1981) definiert.

2 Pathophysiologie – Pathomorphologie

Die Pathophysiologie des Hirntodes erscheint nach Angstwurm u. Kugler (1978) in der Literatur übereinstimmend belegt: Trotz unterschiedlicher zum Hirntod führender Prozesse, die sich aus der Art und Lokalisation der Schädigung ergeben können, läßt sich in aller Regel eine gemeinsame Endstrecke erkennen, und zwar das Hirnödem mit seinen Folgen und das Einmünden im intrakraniellen Zirkulationsstopp. Das Hirnödem, die unspezifische Antwort auf endogene bzw. exogene Noxen des Gehirns, führt im Sinne einer obstruktiven Expansion des Gehirnvolumens zunächst zur Konsumption der zerebralen Reserveräume und über eine Behinderung des venösen Abflußsystems zu einer Erhöhung des Schädelinnendruckes; die daraus resultierende Perfusionsbehinderung und der Sauerstoffmangel halten eine Dynamik aufrecht, die weitere Bedingungen (fehlende Nähr- und Spülfunktion, Elektrolytverschiebungen, Gewebsazidose etc.) zur Fortsetzung der Entwicklung des Hirnödems schafft (Wawersik 1969; Ingvar 1973). Sobald nun der intrakranielle Druck den systolischen Druck erreicht oder übersteigt, kommt es zum Erliegen der arteriellen Zirkulation, bedingt durch äußeren Druck auf die Gefäße, intraluminäre Obstruktion infolge Endothelschwellung und Thrombenbildung, gefolgt vom Erlöschen der zerebralen Perfusion und einer totalen Ischämie (Braun 1982). Als Endpunkt der schematisiert dargestellten Abläufe steht der autoptisch faßbare Befund einer generalisierten Gewebsnekrose in Form eines Totalinfarkts des Gehirns (Schneider u. Matakas 1973).

Im Zusammenhang mit der oben beschriebenen Entwicklung des Hirntodes ist letztlich auch das pathomorphologische Substrat zu sehen; Schröder (1978) unterscheidet demnach 3 Schädigungsmuster, die sich überlappen und in Bezug zu den unterschiedlichen Phasen der Evolution des Hirntodes stehen:

a) primäre Läsionen, die als Ausgangspunkt für den nachfolgenden pathophysiologischen Ablauf zu sehen sind;
b) sekundäre Läsionen, die als Folge der intrakraniellen Druckzunahme entstanden;
c) späte Veränderungen, die sich während der totalen Ischämie des Gehirns entwickelten.

Die unter b) und c) angeführten Alterationen des Gehirns manifestieren sich in mehr oder minder charakteristischen makroskopischen und histologischen neuropathologischen Befunden (Grunnet u. Paulson 1971; Schneider u. Matakas 1973; Kramer 1973 a; Walker 1981):

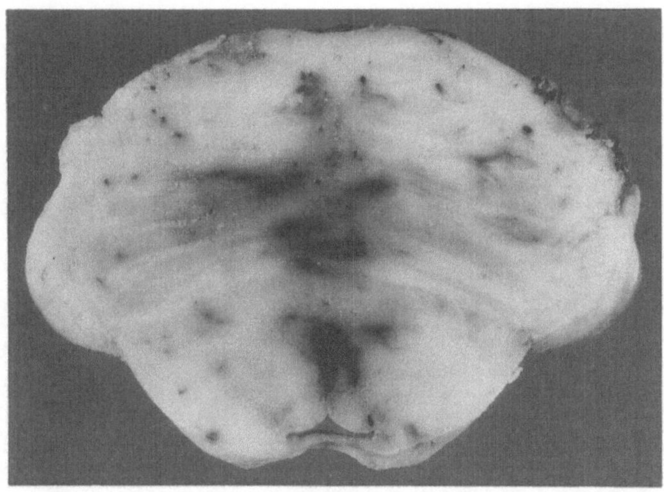

Abb. 1. Koronarer Schnitt durch den Hirnstamm (Brücke, Boden des 4. Ventrikels): hochgradiges Ödem – verwaschene Struktur der Brücke; Kompressionsblutungen; Kompressionsnekrosen

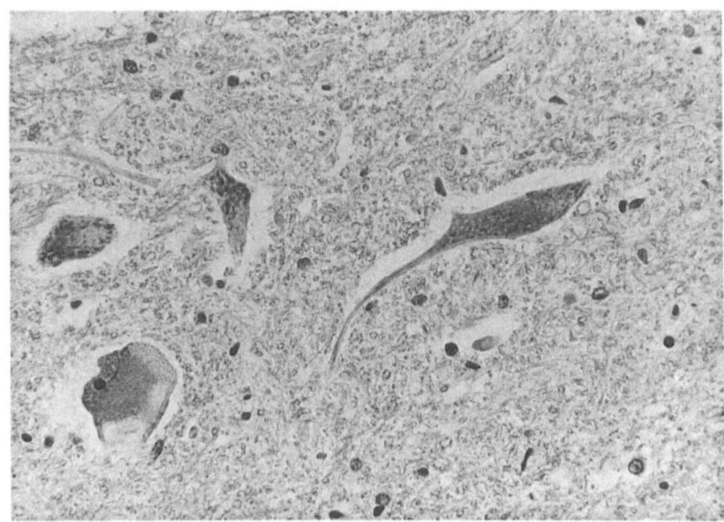

Abb. 2. Motorische Vorderhornzellen (Zervikalmark) – Histologie: hypoxische Zellschädigung (beginnende Tigrolyse, Zellkerne z. T. randständig) beim Hirntod. Vergr. 252:1, Masson-Trichrom-Färbung

- Volumenzunahme des Gehirns und ausgeprägtes Ödem (Abb. 1);
- Demarkationsphänomene in den Randzonen (bedingt durch unterschiedlich langes Überleben von Teilstrukturen wie Nn. optici, Hypophysenvorderlappen, Zervikalmark C 1–C 4 (Abb. 2);

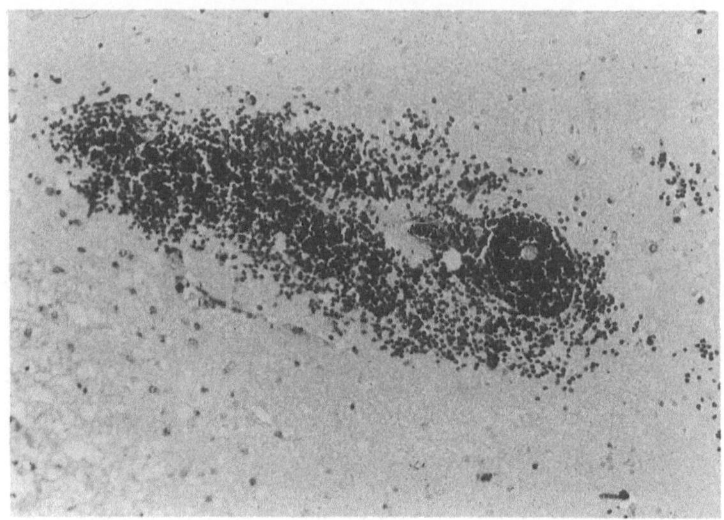

Abb. 3. Großhirnmarklager – Histologie: „areaktive Gewebsschädigung" mit Mikrozirkulationsstörungen (Kugel- und Ringblutungen); spongiforme Degeneration des Neuropils *(linke untere Bildhälfte).* Vergr. 152:1, Masson-Trichrom-Färbung

- nekrotische Kleinhirnmassen im spinalen Subarachnoidalraum oder Cisterna magna;
- Gesamtnekrose bis Autolyse aller neuronalen Strukturen des Gehirns (sie wird bei den übrigen Organen nicht vorgefunden);
- fehlende Gliareaktion um den ätiologischen Schädigungsherd (Abb. 3);
- vergleichsweise bessere Erhaltung mesodermaler Strukturen (z. B. weiche Hirnhäute oder Gefäße).

3 Diagnostik

Das Außergewöhnliche bei der Erstellung der Diagnose des Hirntodes besteht darin, daß nicht nur für den Zeitpunkt der Untersuchung die Feststellung einer fehlenden Hirntätigkeit zu erfolgen hat, sondern auch eindeutige Belege verfügbar sein müssen, die unter Berücksichtigung allgemeiner Erfahrungen eine Erholung ausschließen. Dies bestimmt die Art und Reihenfolge der durchzuführenden diagnostischen Schritte.

Die hier auszugsweise dargestellten klinischen und apparativen Diagnoseverfahren sind in der computergestützten Entscheidungshilfe zur Diagnose des Hirntodes „BRAINDEX" integriert (s. Anhang).

3.1 Voraussetzungen

Für eine den Möglichkeiten entsprechende vorbehaltlose Evaluierung der einzelnen Zeichen des Hirntodes erweist sich die Berücksichtigung von Vorausbedingungen als erforderlich. Diese umfassen nachfolgende Punkte (Wolff 1982):

1. Exakte Kenntnis um das Vorliegen einer akuten schweren primären oder sekundären Hirnschädigung als kausales Ereignis.
   Als *primäre Schädigung* gelten nach Pendl (1986):
   a) Schädel-Hirn-Trauma,
   b) Hirntumoren,
   c) zerebrovaskuläre Ereignisse im Sinne eines Infarkts oder Blutung,
   d) entzündliche Prozesse (Hirnabszeß, Meningitis, Enzephalitis),
   e) dekompensierter Hydrozephalus.

   Sekundäre Schäden:
   a) kardiale Dysfunktionen (temporärer Herz-Kreislauf-Stillstand), Hypotonie,
   b) respiratorische Dysfunktionen (z.B. ARDS, akute Obstruktionen, Asphyxien, Aspiration),
   c) Intoxikationen (Hypnosedativa, Narkotika, Kohlendioxid),
   d) metabolische Enzephalopathien (diabetische Ketoazidose, Urämie, Coma hepaticum),
   e) Hypoxidosen:
      - nutritiv (Hypoglykämie),
      - hypoxisch/anoxämisch (verminderter p_aO_2 bei reduzierter O_2-Konzentration im Inspirationsgemisch),
      - oligämisch, ischämisch, anämisch, toxikämisch, histotoxisch,

f) Infekte,
g) diffuse zerebrale Arteriopathien.

Die Differenzierung der Art der Hirnschädigung beeinflußt gemeinsam mit dem Lebensalter und Zusatzuntersuchungen das Ausmaß der *Schwebezeit* (Frowein et al 1985). Letztere hat die Funktion einer Sicherheitsmaßnahme, um die Irreversibilität des Funktionszusammenbruchs zweifelsfrei nachzuweisen. Sie ist ein empirisch ermittelter Richtwert, der aufgrund aller Erfahrungen gewährleistet, daß nach dieser Zeit unter den konkret gegebenen Bedingungen der Hirntoddiagnostik eine Reversibilität nicht mehr erwartet werden kann (Schulze et al. 1985).

2. Ausschluß einer bestehenden Wirksamkeit zentral dämpfender bzw. neuromuskulär blockierender Substanzen,
3. Ausschluß metabolisch-endokrin bedingter Komata,
4. Ausschluß eines Kreislaufschocks,
5. Ausschluß einer primären Hypothermie.

3.2 Klinische Symptomatik

Die klinische Entwicklung des Hirntodes läuft in fast allen Fällen über verschiedene Phasen des akuten Mittelhirn- und Bulbärhirnsyndroms, um im endgültigen Zusammenbruch der vegetativen Funktionen und zerebralen Motorik zu münden (Gerstenbrand 1967, 1973; Gerstenbrand u. Rumpl 1985). Letztlich verbleiben die Kardinalsymptome Bewußtlosigkeit (Koma), Atemstillstand (Apnoe) und das Fehlen von Hirnstammreflexen bzw. -zeichen, welche als die entscheidenden Kriterien für den Nachweis des irreversiblen Funktionsausfalls des Gehirns bewertet werden (Jennett et al. 1981; Braun 1982).

3.2.1 Koma

Das „tiefe" Koma ist definiert als ein Zustand, in dem der Patient nicht empfänglich ist für äußere Reize, weder Aufforderungen folgt noch spontane Laute von sich gibt, sowie keine Reaktion auf starke Schmerzreize zeigt und nicht spontan die Augen öffnet (Braun 1982). Hinsichtlich etwaiger spinaler Reaktionen beim Hirntod auf nozizeptive bzw. taktile Stimuli wird differenziert unter 3.2.4 Stellung genommen.

3.2.2 Apnoe

Der Ausfall der Spontanatmung tritt als Folge einer sekundären, seltener primären Schädigung des in der Medulla oblongata lokalisierten Atemzentrums auf.

Um das Sistieren der Atemaktivität nachweisen zu können, wird der „Apnoetest" durchgeführt; das Prozedere soll den Nachweis liefern, daß durch den Anstieg des pCO_2 evtl. erhaltene Funktionen des Atemzentrums nicht mehr aktivierbar sind, bei gleichzeitiger Sicherstellung einer ausreichenden Oxygenation: Vor der Unterbrechung der Beatmung erfolgt eine Hypoventilation mit reinem Sauerstoff. Nach der Diskonnektion vom Beatmungsgerät wird über eine endotracheal eingelegte, bis vor die Bifurkation plazierte Sonde reiner Sauerstoff mit einem Flow von 6–8 l/min insuffliert. Die klinische Beurteilung des Tests erfolgt a) visuell bzw. palpatorisch (Exkursionen des Thorax oder der Bauchdecke), b) taktil (Ventilationsströmungen über der Diskonnektionsstelle des Endotrachealtubus) und c) auskultatorisch (Atemgeräusche über dem Thorax oder Endotrachealtubus). Da im Falle zerebraler Dysfunktionen die atemstimulierenden Effekte erst bei ausgiebigeren CO_2-Anstiegen zu erwarten sind, sollen pCO_2-Werte von 60 mm Hg angestrebt werden. Der benötigte zeitliche Ablauf beträgt etwa 10–15 min (Belsh et al. 1986).

Diese Zeitspanne muß jedoch nicht ausreichend sein, da die Ausgangslage des CO_2-Partialdrucks (Normoventilation oder Hyperventilation) den zeitlichen Ablauf ebenso beeinflußt wie die Tatsache, daß bei hohen O_2-Partialdrücken die CO_2-Stimulationsschwelle verschoben wird und bei komatösen bzw. hirntoten Patienten (z. B. hypotherme Körpertemperaturen) die CO_2-Produktion a priori vermindert ist (Donselaar et al. 1986; Belsh et al. 1986; Ropper et al. 1981). Blutgasanalysen zu Beginn und Ende des Tests sind somit erforderlich, um schon bei Testbeginn den zeitlichen Ablauf eher abschätzen zu können und abschließend die effektiven CO_2-Konzentrationen überprüft und dokumentiert zu wissen. Im Rahmen von Schädel-Hirn-Traumen können sich Ventilations-Perfusions-Imbalanzen entwickeln, bzw. es ist zugleich das Vorliegen akuter (ARDS, Pneumonie, Aspiration, Lungenkontusionen, etc.) respektive chronischer (z. B. Asthma bronchiale) respiratorischer Insuffizienz möglich. Für diese Bedingungen beschreiben Perel et al. (1983) ein Apnoetestverfahren, bei dem keine Diskonnektion vom Beatmungsgerät erfolgt. Ohne mechanische Ventilation wird über ein IMV-System bei einem PEEP von 4–8 cm H_2O und einem hohen Frischgasflow 100 % reiner Sauerstoff insuffliert. Da dieses Vorgehen nicht mit jedem Respirator durchführbar ist, haben wir das Verfahren durch den Einsatz eines continuous flow CPAP-Systems (CF 800 Dräger) modifiziert.

Einen rascheren Anstieg des pCO_2 und somit eine Verkürzung der Testdauer bewirkt die Beimengung von 5 % CO_2 zum O_2 im Inspirationsgemisch (Donselaar et al. 1986). Da während des Apnoetests ein intrakranieller Druckanstieg möglich ist (Kaste u. Palo 1981), erachten es Kaufman u. Lynn (1986) als vorteilhaft, diesen Test an das Ende der Abfolge der klinischen Exploration zu stellen.

Am Beispiel des sog. isolierten Hirnstammtodes lassen sich die Auswirkungen des Apnoetests auf eine noch erhaltene kortikale Aktivität nachhaltig demonstrieren. Bei einem 73 Jahre alten Patienten (wie in Fallbericht Nr. 3, S. 58 ff.) mit kompletter Hirnstammareflexie nach Ruptur eines Basilarisaneurysmas entwickelte sich während des Apnoetests bei weitgehender Konstanz des Blutdrucks und der O_2-Sättigung eine ausgeprägte Zunahme pathologischer Muster in der EEG-Spektralanalyse (Abb. 4). Obwohl in diesem Fall keine intrakranielle Druckmessung zur Verfügung stand, kann man davon ausgehen, daß eine infolge Hyperkapnie induzierte Steigerung des intrakraniellen Druckes zu der erheblichen Funktionsminderung supratentorieller Strukturen

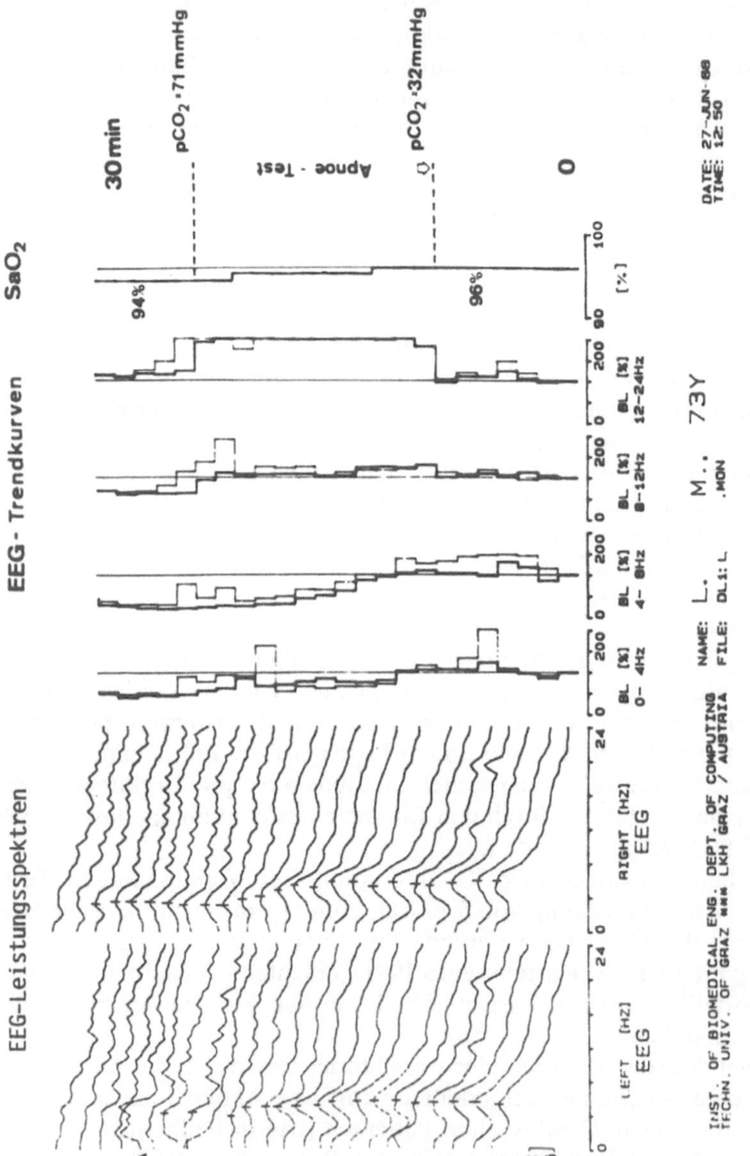

Abb. 4. Isolierter Hirnstammtod (73 Jahre, m.): komprimierte logarithmische EEG-Leistungsspektren (beidseits), EEG-Trendkurven (Bandbereich 0–4, 4–8, 8–12, 12–24 Hz) und O_2-Sättigung (S_aO_2) während Apnoetest. Deutliche irreversible Leistungsabnahme in den niederen Frequenzbändern und Linksverschiebung des Peaks von 6 auf 3 Hz am Ende des Apnoetests (pCO_2=71 mm Hg) gegenüber dem Vergleichszeitraum vor dem Apnoetest (pCO_2=32 mmHg); reversible Leistungszunahme im Frequenzbereich 12–24 Hz während des Tests

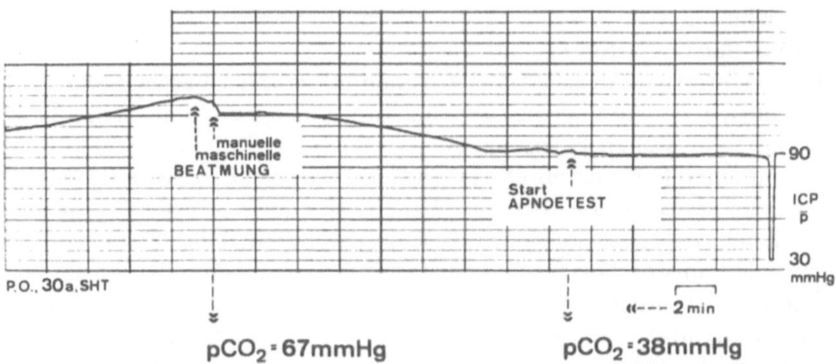

Abb. 5. Intrakranielle (Ventrikel)druckmessung während Apnoetest (ca. 17 min) bei 30jährigem hirntotem Patienten. Kontinuierlicher Anstieg des Mitteldrucks von 90 mm Hg bis zu einem Maximum von 120 mm Hg ($pCO_2 = 67$ mm Hg). Abnahme des *ICP* nach Einsetzen der artifiziellen Ventilation (manuell bzw. maschinell). Liquorpulskurven erloschen. Richtung der Registrierung von rechts nach links (< <)

geführt hat. Demnach sollte zumindest bei einer primären Hirnstammläsion der Apnoetest überhaupt erst dann durchgeführt werden, wenn der Nachweis einer fehlenden hirnelektrischen Aktivität im EEG vorliegt.

Treten intrakranielle Druckanstiege während des Apnoetests bei vollständigem Stillstand der Durchblutung des Gehirns auf, kann man von der Annahme ausgehen, daß diese anderen Mechanismen als beim isolierten Hirnstammtod unterliegen. Im Verlauf der „apnoischen Diffusionsoxygenation" (darum handelt es sich beim Apnoetest) ist in Einzelfällen auch beim Hirntod ein-Anstieg des arteriellen Blutdruckes möglich (Belsh et al. 1986). Der Nachweis erhöhter Plasmaspiegel von Adrenalin und Noradrenalin zum Zeitpunkt protrahierter apnoischer Phasen deutet auf einen Blutdruckanstieg, mediiert über eine erhöhte Nebennierenmarkaktivität, hin, bedingt durch die respiratorische Azidose (Frumin et al. 1959). Mit dem Einsetzen der künstlichen Ventilation kommt es wiederum zum Absinken des Blutdruckes. Da durch das Hirnödem beim Hirntod die Elastizität des Gewebes weitgehend herabgesetzt ist und Kompensationsmechanismen der zerebralen Gefäße wirkungslos sind, spiegelt der intrakraniell gemessene Druck jede Veränderung des mittleren arteriellen Drucks wider („Blindsackprinzip") (Hassler u. Zentner 1988); der Schädelinnendruck folgt somit den Werten des mittleren arteriellen Druckes während der unterschiedlichen Ventilationsbedingungen (Abb. 5).

Pulsoxymetrie und Spirographie beim Apnoetest

Für den Apnoetest erscheint die Dokumentation des Ausfalls der Atemaktivität und die gleichzeitige Überwachung der Oxygenierung – letztere nicht zuletzt auch in Hinsicht auf eine evtl. bevorstehende Organentnahme – als zweckmäßig. Hierzu stehen die nichtinvasiven Verfahren der Spirographie

(Aufzeichnung von Atemkurven) und Pulsoxymetrie (kontinuierliche Registrierung der O_2-Sättigung) zur Verfügung.

Diese Untersuchungseinheit (Dokumentation und Überwachung) wurde an 7 komatösen Patienten (Alter 29 ± 8 Jahre; Glasgow Coma Score 3) mit primär supratentoriellen Hirnschäden geprüft. Bei 6 Patienten bestand ein Ausfall sämtlicher Hirnnervenreflexe und eine hirnelektrische Stille; ein Patient wies einen schwach auslösbaren Hustenreflex auf; sein EEG war aufgrund zahlreicher Artefakte nicht zweifelsfrei evaluierbar. Die Spirographie wurde mittels Thermistor (Erfassung der Atemaktivität durch Registrieren unterschiedlicher Temperaturen des Ventilationsgemisches während der In- und Exspiration) und eines Sirecust-BS2-EKG-Temperatur-Atem-Monitors (Siemens) durchgeführt. Die graphische Aufzeichnung erfolgte auf einem Mingograph-10-EEG-Monitor (Siemens).

Das kontinuierliche Monitoring der O_2-Sättigung wurde mittels eines Biox-3700-Pulse-Oximeters (Ohmeda) realisiert; dazu wurde der Sensor am Zeigefinger fixiert; aufgezeichnet wurde ebenfalls über einen Kanal des Siemens-Mingograph-10-EEG-Monitors. Zudem hatten alle Patienten eine arterielle Kanüle (A. radialis) zur Entnahme von Blutproben (pH, pO_2, pCO_2, erechnete S_aO_2, Hämoglobingehalt mit AVL Gas Check 995, Coulter Counter T 890), weiter wurden die Körpertemperatur, Herzfrequenz und der arterielle Mitteldruck bestimmt.

Ergebnisse

Bei 6 der insgesamt 7 komatösen Patienten war anhand der Respirographie keine Spontanatmung zu registrieren (Abb. 6); bei einem Patienten ließ sich nach einem Intervall von 90 s eine spontane Atemaktivität unterschiedlicher Intensität registrieren (Abb. 7). Mittels Pulsoxymetrie wurde bei 2 Patienten ein Abfall der S_aO_2 unter 90 % registriert; bei einem Patienten wurde der Test nach einem methodischen Problem (Obstruktion der O_2-Insufflationssonde, Abb. 8) wiederholt. Die mittels Pulsoxymetrie und rechnerischer Verfahren ermittelten O_2-Sättigungswerte wurden einander gegenübergestellt (Abb. 9).

Die Körpertemperatur betrug im Mittel $36 \pm 1,1$ °C; die Kreislaufverhältnisse waren mit mittleren arteriellen Mitteldruckwerten von $89 \pm 18,5$ mm Hg stabil. Der Hämoglobinwert betrug im Mittel $10,2 \pm 1,1$.

$SaO_2 = 97\%$

Resp.

1min

Abb. 6. Spirometrie *(Resp.)* und Pulsoxymetrie *(S_aO_2)* während Apnoetest bei 20jährigem hirntotem Patienten nach Schädel-Hirn-Trauma. Charakteristisches Spirogramm während Apnoetest: keine Abweichungen von der Nullinie über 10 min; vor und nach Apnoetest Respirogramm entsprechend der kontrollierten maschinellen Beatmung (Frequenz 14/min); die pulsoxymetrisch ermittelte O_2-Sättigung bleibt konstant

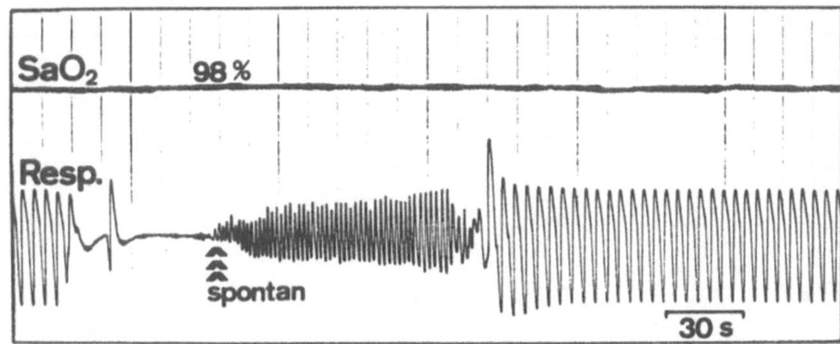

Abb. 7. Apnoetest bei 34jährigem komatösem Patienten (GCS = 3) nach Schädel-Hirn-Trauma. Inspiratorischer O_2-Flow: 6 l/min; Spirogramm *(Resp.)*: Dokumentation des Einsetzens und der kreszendoartigen Zunahme spontaner Atemaktivität ca. 90 s nach Diskonnektion vom Respirator und nachfolgender Wiederaufnahme der maschinellen Ventilation; Manipulationsartefakt unmittelbar nach Diskonnektion. Pulsoxymetrie S_aO_2): Die O_2-Sättigung bleibt mit 98 % während des gesamten Untersuchungszeitraumes konstant

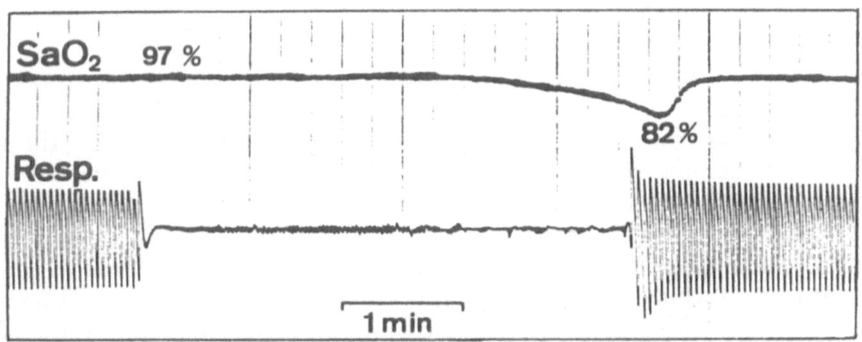

Abb. 8. Apnoetest bei 31jährigem Patienten nach Schädel-Hirn-Trauma mit klinischen und elektrophysiologischen Zeichen des Hirntodes; Status nach Aspiration.
Inspiratorischer O_2-Flow: 7 l.
Spirogramm *(Resp.)*: keine Zeichen einer spontanen Atemaktivität nach Diskonnektion vom Respirator.
Pulsoxymetrie *(S_aO_2)*: Abfall der O_2-Sättigung von 97% auf 82% nach Obstruktion der O_2-Insufflationssonde (Knick) und rascher Wiederanstieg auf die Ausgangslage nach Wiederaufnahme der maschinellen Beatmung trotz initialen Überhangs der fallenden S_aO_2-Tendenz

Beurteilung der apparativen Dokumentation und Überwachung beim Apnoetest

Mit der Verwendung der Thermistorrespirographie beim Apnoetest ist die graphische Aufzeichnung und Dokumentation dieses klinischen Hirntodzeichens möglich. Für die Anwendung von Thermistoren muß berücksichtigt werden, daß bei evtl. fehlender Aufzeichnung von Atemkurven die Heizung

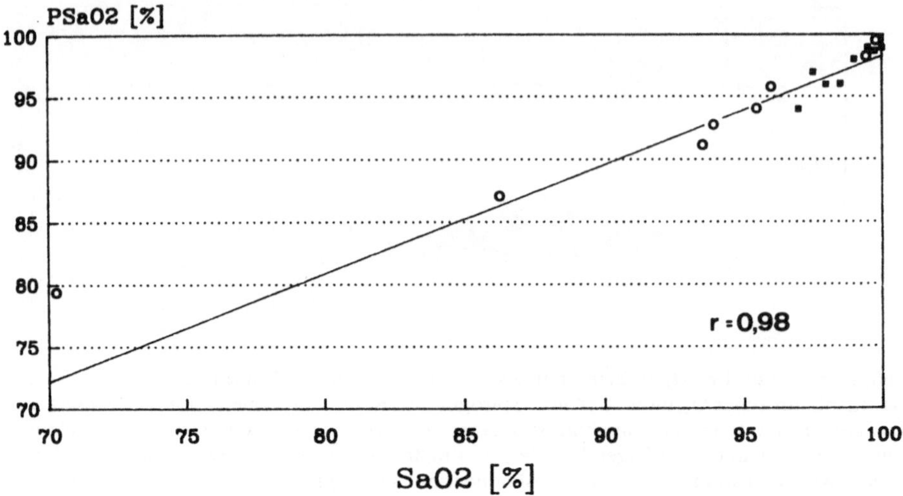

Abb. 9. Korrelation der pulsoxymetrisch *(PS$_a$O$_2$)* gemessenen und in vitro ermittelten *(S$_a$O$_2$)* Werte (n = 18) der O$_2$-Sättigung. ■ zu Beginn des Apnoetests, ○ am Ende des Apnoetests. Zu beachten ist der Unterschied der Ergebnisse bei einem pulsoxymetrisch registrierten O$_2$-Sättigungswert von 78% (Korrelationskoeffizient r = 0,98)

des Respirators unterbrochen werden muß, da ansonsten die Registrierung des Temperaturunterschiedes nicht in jedem Fall gewährleistet ist. Tritt evtl. die Aufzeichnung pulssynchroner Konvektionsströme auf, könnte diese im Sinne einer Restaktivität der Atmung fehlinterpretiert werden. Dazu ist ein Vergleich mit der Frequenz der Kammeraktivität im EKG anzustellen oder im Zweifelsfall eine Impedanzrespirographie durchzuführen.

Mit der Technik der Pulsoxymetrie können nichtinvasiv klinisch signifikante Hypoxien sofort erkannt werden (Mihm u. Halperin 1983; Fanconi et al. 1985; Striebel et al. 1988). Die differierenden S$_a$O$_2$-Werte (errechnet versus Pulsoxymetrie) ergeben sich aus der Tatsache, daß bei der Errechnung der O$_2$-Sättigung aus pH, pO$_2$ und pCO$_2$ Änderungen der Dissoziationskurve keine Berücksichtigung finden und zu hohe Werte aufweisen. Andererseits zeigen Vergleiche zwischen in vivo (Pulsoxymetrie) und in vitro bestimmter O$_2$-Hb-Sättigung eine ausgezeichnete Korrelation (Spiss et al. 1985). Die eigenen Untersuchungsergebnisse (Abb. 9) bestätigen diese Ergebnisse (Korrelationskoeffizient r = 0,98). Für das klinische Vorgehen bei der Pulsoxymetrie während des Apnoetests empfiehlt sich, letzteren schon dann zu unter- bzw. abzubrechen, wenn ein kontinuierlicher O$_2$-Sättigungsabfall auf 90 % registriert wird, bevor noch bedrohliche Werte erreicht werden, zumal sehr niedrige O$_2$-Sättigungswerte verzögert bzw. unexakt wiedergegeben werden (Chapman et al. 1986; vgl. auch Abb. 8 und 9). Als Konsequenz bei einem Abfall der O$_2$-Sättigung ist eine fehlerhafte (einseitige) Positionierung bzw. Obstruktion (Abb. 8) der O$_2$-Insufflationssonde oder ein zu niedriger Inspirationsflow auszuschließen; bei bekannten pulmonalen Komplikationen scheint a priori ein modifiziertes Verfahren (z. B. nach Perel 1983) sinnvoll. Ähnlich wie die Respirographie besticht das Verfahren der Pulsoxymetrie durch seine einfache Handhabung. Dennoch müssen auch bei der Pulsoxymetrie entsprechende Voraussetzungen berücksichtigt werden. So ist der exakte Sitz der Fingersonde zu gewährleisten (eine fehlerhafte Applikation ist oft nur durch die Diskrepanz der Pulsanzeige von EKG und Pulsoxymeter zu erkennen). Einschränkungen bei der Evaluierung liegen zudem bei unzureichender Perfusion vor (Hypothermie, zu niedriger mittlerer arterieller Druck bei gleichzeitiger Zentralisation, ausgeprägte Hypokapnie, Verabreichung von Vasokonstringenzien; Spiss et al. 1985). Desgleichen sind die Effekte einer Dyshämoglobinämie (z. B. CO-Hb) und Hyperpigmentationen zu berücksichtigen (Yelderman u. New 1983). Als alternative Lokalisation zur Applikation der Sensoren bieten sich das hyperämisierte Ohrläppchen bzw. der Nasenrücken an; allerdings stellt nicht jede Produktionsfirma entsprechende Sensoren zur Verfügung.

3.2.3 Zentrale Areflexie

Der wiederholte Nachweis des Fehlens von Hirnnervenreflexen und vom Gehirn abhängig höheren reflektorischen Leistungen ist für die Diagnoseerstellung von wesentlicher Bedeutung. Die hierfür relevanten Reflexe und ihre beim Hirntod zu erwartenden Antworten sind im Anschluß beschrieben.

Pupillenreflex

Durchführung: Belichtung der Augen.
Antwort beim Hirntod: Beidseits keine Reaktion im Sinne einer Pupillenverengung.
Kommentar: Wesentlich bei der Beurteilung der Pupillen ist der Verlust der Lichtreaktion.

Die weite bzw. maximal weite Pupille (Durchmesser ≥ 6 mm) ist beim Hirntod nicht obligatorisch; auch Befunde mit mittelweiten oder sogar engen Pupillen sind ebenso mit dem Hirntod vereinbar wie eine Anisokorie (Angstwurm u. Frick 1980). Dies gilt auch für das postmortale Engerwerden der Pupillen, vermutlich bedingt durch die beginnende Leichenstarre der Irismuskulatur bzw. Flüssigkeitsverlust der Bulbi (Angstwurm et al. 1985). Die Ursache enger Pupillen beim Hirntod wird aber auch in einer Blutstauung der Iris gesehen (Penin u. Käufer 1973).

Bei der Bewertung der Reaktivität und Weite der Pupillen müssen unterschiedliche exogene Faktoren Berücksichtigung finden (s. Voraussetzungen): Medikamentös-toxische Einflüsse können nicht nur zu weiten, reaktionslosen Pupillen führen (z. B. Atropin, Ganglienblocker, LSD, Botulismus, Thymoleptika etc.), sondern auch eine Miosis (z. B. Morphine) nach sich ziehen.

Unter den pharmakologisch induzierten Effekten seien jene des Dopamins, der in der Notfall- und Intensivmedizin häufig verabfolgten Substanz, hervorgehoben: eine Dosierung ›30 µg/kg/min ist ggf. Ursache für das Vorliegen weiter, reaktionsloser Pupillen; als pathophysiologische Ursache wird die Stimulation der α-Rezeptoren in den radialen Muskelfasern der Iris angenommen (Ong u. Bruning 1981; Narayan 1986).

Unter den Ophthalmopathien können vornehmlich die Auswirkungen eines direkten Bulbustraumas, ein Glaukom, Synechien oder eine Amaurose (Glasauge) den Pupillenbefund verfälschen (Marguth u. Lanksch 1973, Kugler et al. 1973). Hypothermie und Hypoxie (vgl. Voraussetzungen) haben ebenfalls hemmende Auswirkungen auf die Pupillenmotorik (Braun 1982; Kaufman et al. 1987). Zudem nimmt auch die Lokalisation einer Hirnschädigung Einfluß auf die Pupillenweite: primär pontine Läsionen können für eine Miosis beim Hirntod verantwortlich sein.

Kornealreflex

Durchführung: Mechanische Irritation der Hornhaut z. B. mit Wattestäbchen.
Antwort beim Hirntod: Kein Lidschluß oder Blinzelreaktion.
Kommentar: Das Bestehen eines Kornealödems bzw. Austrocknen der Kornea kann ebenfalls zum Ausfall dieser Reflexantwort führen (Walker 1981).
Cave: Kontaktlinsen.

Okulozephaler Reflex (Puppenkopfphänomen)

Durchführung: Rasche passive Drehung des Kopfes auf eine Seite.
Antwort beim Hirntod: Keine konjugierte Augenbewegung zur Gegenseite; (nach Ante- bzw. Retroflexion des Kopfes ebenfalls keine Gegenbewegungen der Bulbi nach oben bzw. unten).
Kommentar: Vor Auslösen dieses Reflexes ist eine Läsion der Halswirbelsäule auszuschließen (Gerstenbrand 1967).

Okulovestibulärer Reflex (kaltkalorischer Reflex)

Durchführung: Eiswasserspülung (ca. 20 ml) des äußeren Gehörgangs.
Antwort beim Hirntod: Kein Nystagmus zur stimulierten Seite; Bulbi stehen fixiert.
Kommentar: Der Reflex fällt als erster Hirnnervenreflex aus (Angstwurm u. Kugler 1978) und kann im tiefen Koma bzw. bei Barbituratintoxikation fehlen; Verletzungen des Trommelfells, Blut im Gehörgang etc. beeinträchtigen die Bewertung dieses Reflexes bzw. schließen dessen Prüfung aus.

Würgereflex

Durchführung: Reizung der Pharynxhinterwand mit Spatel oder Manipulation am Endotrachealtubus.
Antwort beim Hirntod: Keine Kontraktion der Pharynxmuskulatur, keine Würgereaktion.

Kommentar: Bei langer Liegedauer des Endotrachealtubus ist der Würgereflex nicht in jedem Fall auslösbar (Walker 1981).

Hustenreflex

Durchführung: Reizung der Trachealschleimhaut (Bifurkation) mit Absaugkatheter.
Antwort beim Hirntod: Keine Hustenreaktion (komplexer Ablauf von Zwerchfellkontraktion und Kehlkopfapparat).
Kommentar: Fällt als letzter Reflex aus (Angstwurm u. Kugler 1978).

Schluckreflex

Durchführung: Aufbringen von Flüssigkeit auf die Zunge.
Antwort beim Hirntod: Keine Schluckmechanismen.
Kommentar: Dehydratation des Pharynx beeinträchtigt die Reflexauslösung (Walker 1981).

Trachealreflex

Durchführung: Wie bei Hustenreflex.
Antwort beim Hirntod: Keine Zwerchfellkontraktur.

Trigeminusschmerz

Durchführung: Starker Druck auf die Austrittstelle des zweiten Astes des N. trigeminus unterhalb des Orbitarandes.
Antwort beim Hirntod: Keine Reaktion.

3.2.4 Spinal integrierte Motorik

Der Hirntod ist gekennzeichnet durch den Ausfall der Gesamtfunktion des Gehirns; zugleich ändert sich aber auch die Rückenmarkfunktion. Während der sog. Akutphase (spinaler Schock) kommt es zunächst zum Ausfall sämtlicher spinaler Reflexe; nach einem Zeitraum von ungefähr 6 h lassen sich allerdings einzelne Fremd- und Eigenreflexe (Muskeldehnungsreflexe) wieder auslösen. Diese sind oftmals qualitativ verändert, treten verzögert auf, sind in ihrem Ablauf verlangsamt, oder ihre Kontraktionen erscheinen wurmförmig; zudem sind die reflexogenen Zonen erweitert (Janzen et al. 1985). Die Beobachtungen dieser Reflexabläufe führen häufig zur Unsicherheit in der klinischen Einschätzung des Hirntodes. Nachfolgende Synopsien sollen die häufigsten spinalen Reflexe (Tabelle 1) bzw. spinalen motorischen Schablonen (Tabelle 2) beim Hirntod erfassen.

Tabelle 1. Spinale Reflexe (Auslösungsmodus und Ablauf). (Nach Binder et al. 1979)

Reflexe (R)	Auslösung	Ablauf
Kremaster-R.	Bestreichen der Oberschenkelinnenseite	Kontraktion des homolateralen M. cremaster
Skrotal-R.	Stichreiz am Skrotum	Wurmförmige Kontraktion der Tunica dartos
Plantarflexion	Bestreichen des lateralen Fußsohlenrandes gegen die Zehen	Tonische Plantarflexion aller Zehen, besonders der Großzehen in den Grundgelenken
Beckenboden-R.	Stichreiz am Perineum	Kontraktion der Beckenbodenmuskulatur
Anal-R.	Stichreiz perianal	Kontraktion des M. sphinkter ani externus
Bulbocavernosus-R.	Stichreiz an der Symphyse	Kurze Kontraktion des M. bulbocavernosus
Erektion-Priapismus	Stichreiz am Penisschaft oder auf Katheterreiz	Kurzfristige Erektion, Priapismus
Vaginal-R.	Stichreiz am Introitus vaginae	Kurze Kontraktion des M. bulbocavernosus
Großzehen-Extensions-Flexions-R.	Loslassen der Großzehe aus maximaler Extension oder Flexion	Langsam ablaufende Flexion wellenförmig von der 2. zur 5. Zehe
Flucht-R. der unteren Extremität	Stichreiz an der Fußsohle und Unterschenkel	Beugebewegung der gesamten unteren Extremität
Nackenbeuge--Abdominal-R.	Anteflexion des Kopfes	Kontraktion des M. rectus abdominalis
Greifreflex der Zehen	Stichreiz an den Zehenballen	Kurze Beugebewegungen aller Zehen
Galant-R.	Bestreichen der lateralen Thoraxwand kraniokaudal	Kontralaterale Beuge- und homolaterale Wälzbewegung des Oberkörpers
Adduktions-R. der oberen Extremitäten	Stichreiz am lateralen Pektoralisrand	Adduktion und nachfolgende Innenrotation der entsprechenden oberen Extremität
Achillessehnen-R.	Schlag auf gespannte Achillessehne	Kurze Kontraktion des M. soleus
Flucht-R. der oberen Extremität	Stichreiz an der Hohlhand und Unterarm	Spreizen der Finger, Beugung im Ellbogengelenk, Hochziehen der Schulter
Greif-R. der Hand	Stichreiz über den Köpfchen der Ossa metacarpalia	Kurze Flexion der Finger
Bauchhaut-R.	Horizontales Bestreichen der Bauchhaut	Kurze Kontraktion des M. transversus abdominalis im entsprechenden Segment

Tabelle 2. Motorische Reaktionen nach nozizeptiven und taktilen Reizen (Auslösungsmodus und Ablauf). (Nach Janzen et al. 1985)

Reaktion	Stimulation
Ipsiversive Rumpfbeugung	Schmerzreiz an der lateralen Thoraxwand
Ipsilaterale Schulter-Arm-Beugung	Schmerzreiz an der vorderen Rumpfhaut
Ipsilaterale Beugung des Beines	Schmerzreiz im Bereich Th 1
Zwerchfellmyoklonie	Schmerzreiz im Bereich C 4
Isotope Fingerbeugung	Taktiler Reiz der Fingerspitze
Kopfwendung nach ipsilateral	Perkussion des Rippenbogens
Kontraktion von Muskelgruppen	Perkussion von peripheren Nerven
Priapismus	Taktiler Reiz der Analregion

Außer den in Tabelle 1 und 2 genannten gibt es folgende spinale Automatismen (Gerstenbrand 1973; Ivan 1973; Jörgensen 1973; Janzen et al. 1985):
- Patellarsehnenreflex,
- Bizepssehnenreflex,
- mechanische Muskelkontraktionen,
- idiomuskulärer Wulst,
- Nacken-Arm-Flexion, Nacken-Hüft-Flexion,
- Extension-Pronation-Reflex der oberen Extremität,
- Trizepssehnenreflex.

Fallbeispiel Nr. 1

Ein 38jähriger Patient mit Hirnmassenblutung (Abb. 10) bei arteriovenöser Gefäßmalformation wies die klinischen Zeichen des Hirntodes, eine hirnelektrische Stille im EEG und einen zerebralen Zirkulationsstopp (Abb. 11) in der Viergefäßangiographie auf. Im Verlauf

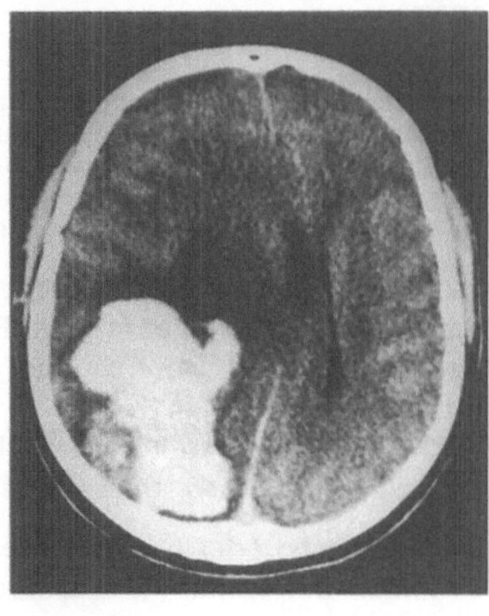

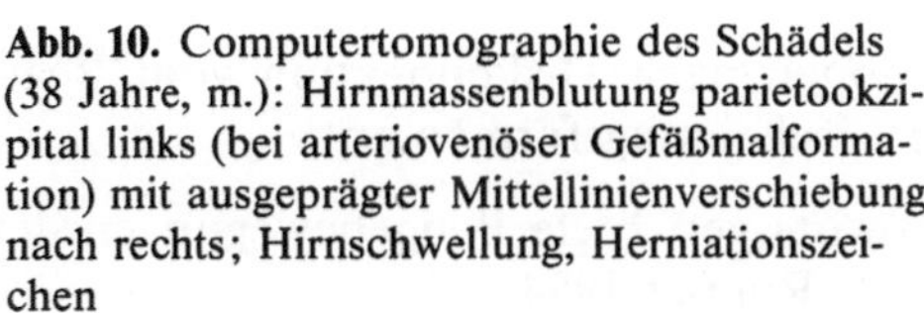

Abb. 10. Computertomographie des Schädels (38 Jahre, m.): Hirnmassenblutung parietookzipital links (bei arteriovenöser Gefäßmalformation) mit ausgeprägter Mittellinienverschiebung nach rechts; Hirnschwellung, Herniationszeichen

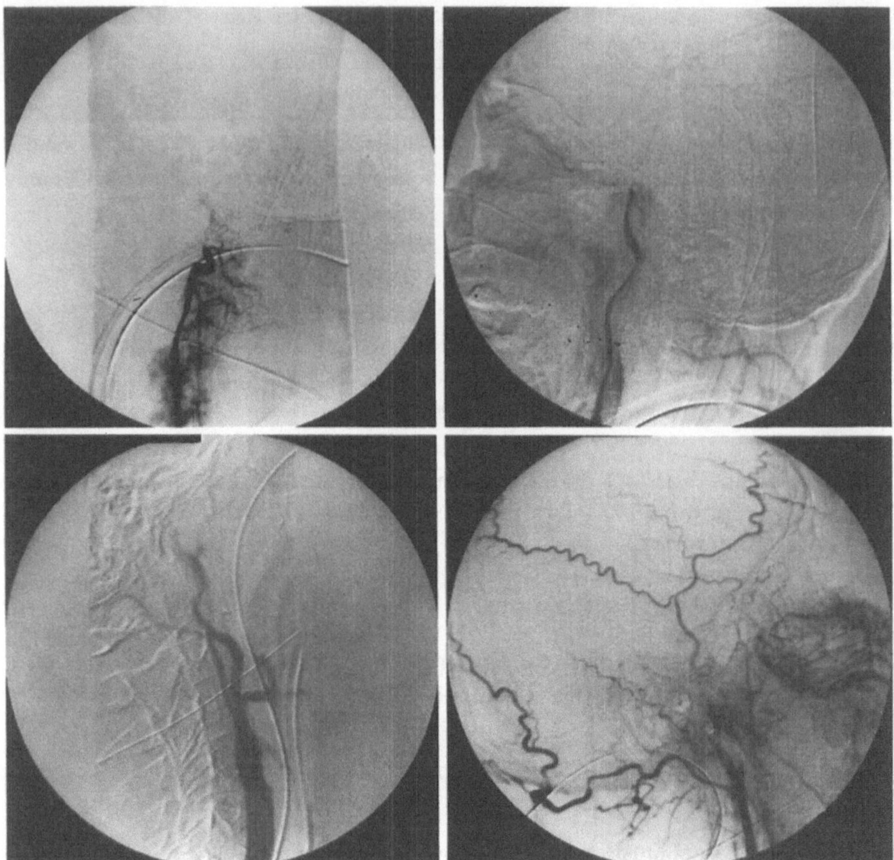

Abb. 11. Selektive zerebrale Viergefäßangiographie (transfemoral): totaler zerebraler Zirkulationsstopp: Kontrastmittelunterbrechung der A. vertebralis infrakraniell, A. carotis links infraklinoidal, A carotis rechts im Bifurkationsbereich; normale Darstellung der A. carotis externa

des Bestehens des Hirntodsyndroms über 24 h war eine Reihe positiver spinaler Antworten zu beobachten: Patellarsehnenreflex, Bizepssehnenreflex, Plantarflexion der Großzehe; ein Fluchtreflex der unteren Extremität war sowohl nach Stichreiz (Abb. 12 a, b) am Großzehenballen als auch nach Bestreichen des lateralen Fußsohlenrandes auslösbar; nach Flexion im Nacken erfolgte eine Beugung im Hüftgelenk („neck hip flexion"; Abb. 3).

In die Reihe spinaler motorischer Phänomene werden auch jene eingeordnet, die nach Diskonnektion vom Respirator auftreten; ihr Erscheinen erfolgt nach ca. 4–8 min im Anschluß an die Beendigung der maschinellen Beatmung (Ropper 1984).

Diese spinalen motorischen Reaktionen nach Diskonnektion vom Beatmungsgerät nehmen unterschiedliche Erscheinungsformen an:

– systemische oder lateralisierte kopfwärts gerichtete Beugebewegungen der oberen Extremität („Lazaruszeichen"; Ropper 1984);

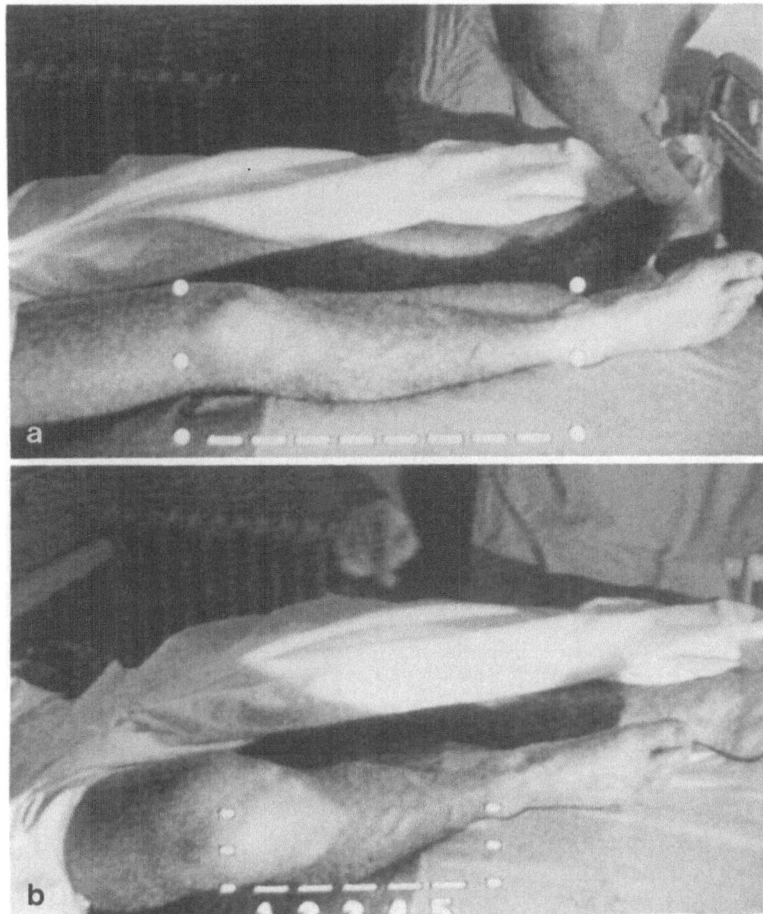

Abb. 12a, b. Ausschnitte von Videoaufzeichnungen während der Prüfung spinal integrierter Motorik beim Hirntod: nach Stichreiz am Zehenballen **(a)** Auftreten eines Fluchtreflexes der unteren Extremität; Markierung zur Verdeutlichung der perspektivischen Verkürzung durch die Flexionsbewegung **(b)**

- grobe Faszikulationen, Kloni (Janzen et al. 1985);
- passagere extreme Steigerung der Muskeldehnungsreflexe (Janzen et al. 1985);
- Aufrichten des Oberkörpers nach Kreuzen der Arme vor dem Brustkorb (Liptak 1986; Jordan et al. 1985);
- mehrfach aufeinanderfolgende Dorsalflexionsbewegungen im Sprunggelenk wie auch wiederholte Flexion im Hüftgelenk (eigene Befunde).

Hinsichtlich der Mechanismen, die für die Entstehung der sog. „Spinalisationsphänomene" (Janzen et al. 1985) verantwortlich sind, liegen bislang nur vorsichtige Vermutungen vor. Es dürften dabei disseminierte ischämische,

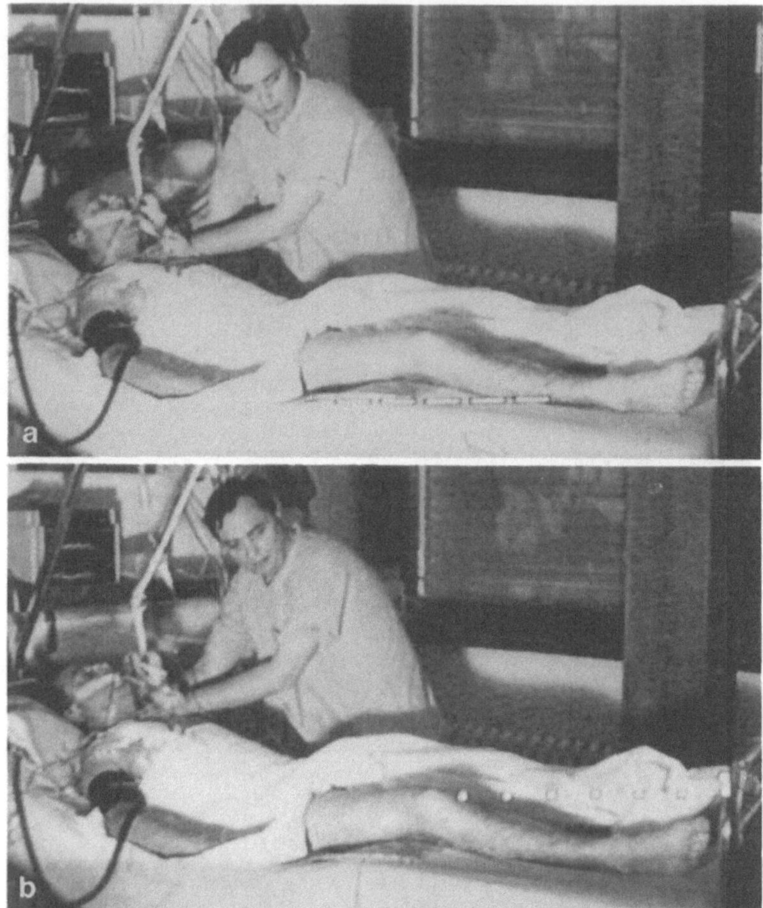

Abb. 13a–d. Ausschnitte einer Videoaufzeichnung eines tonischen Nackenreflexes beim Hirntod: bei Anteflexion des Schädels Beugung im Hüftgelenk (Nacken-Hüft-Beugung)

entzündliche und kompressionsbedingte Veränderungen des Rückenmarks (Schneider u. Matakas 1973) eine wichtige Rolle spielen.

Die spinalen Automatismen nach Diskonnektion von der maschinellen Beatmung werden dem hypoxischen bzw. anoxischen Reiz auf spinale Neurone zugeschrieben (Janzen et al. 1985).

Die Hyperexzitabilität peripherer Nerven nach mechanischer Stimulation wird im Zusammenhang mit Elektrolytimbalanzen (z.B. Hypokalziämie, Hypomagnesiämie) gesehen (Janzen u. Müller-Jensen 1986).

Bei der Beurteilung motorischer Aktivitäten beim Hirntod ist der Ausschluß von Streckschablonen bzw. -synergismen zu fordern, da hier Hirnstammaktivitäten im Sinne einer Bahnung vorhanden sind (Pendl 1986).

Ebenso werden motorische Aktivitäten in Form von Spontanbewegungen,

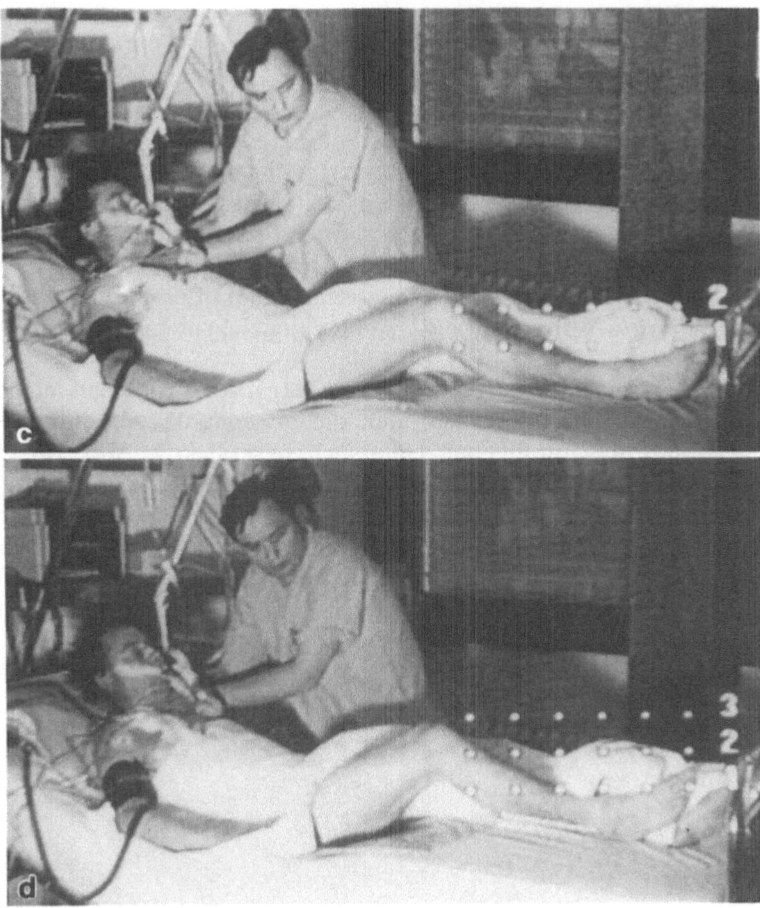

Abb. 13c,d. Legende s.S. 20

extrapyramidalen Manifestationen (Tremor), epileptischen Konvulsionen (Koch et al. 1981) und Tonusregulationen als Zeichen zerebraler Funktion bewertet (Angstwurm u. Kugler 1978; Pendl 1986).

Prinzipiell gilt für den Fall einer nicht gesicherten Abklärung, ob ein Symptom ausschließlich spinal zustande kommt, daß mit Rücksicht auf die Tragweite der Entscheidung zunächst davon ausgegangen werden muß, daß das fragliche motorische Phänomen möglicherweise doch eine erhaltene Hirntätigkeit signalisiert (Angstwurm u. Kugler 1978).

3.2.5 Vegetativum

Blutdruck

Bei der Entwicklung des Hirntodes kommt es in aller Regel zu kontinuierlichen Blutdruckabfällen unter 100 mm Hg, die als Folge des erniedrigten peripheren Gefäßwiderstands durch den Ausfall des Sympathikuszentrums oberhalb von C 1 bedingt sind. In dieser akuten Phase ist für den Fall, daß Organe entnommen werden sollen, der Einsatz vasokonstriktorischer Substanzen (Nishimura u. Sugi 1984; Yoshioka et al. 1986) oder eine erhöhte Volumensubstitution zur Aufrechterhaltung einer ausreichenden Perfusion unerläßlich (Pendl 1986).

Die Hypotonie wird jedoch für die Diagnose Hirntod als nicht obligatorisch angenommen (vgl. dazu auch die prozentuale Verteilung des systolischen Blutdrucks im eigenen Untersuchungskollektiv, Abb. 14), zumal eine Eigenregulierung des Blutdrucks aufgrund sekundärer sympathischer Einschaltungen durch Strukturen des Rückenmarks vorliegen dürfte (Penin u. Käufer 1973). Über Kreislaufreaktionen im Sinne spontaner Zunahme des Blutdrucks, bis hin zur hypertonen Krise mit systolischen Werten bis zu 210 mm Hg (Janzen et al. 1985), aber auch über schmerzinduzierte Blutdruckanstiege (vgl. motorische und kardiovaskuläre Reaktionen während Organentnahmen) liegen Berichte vor.

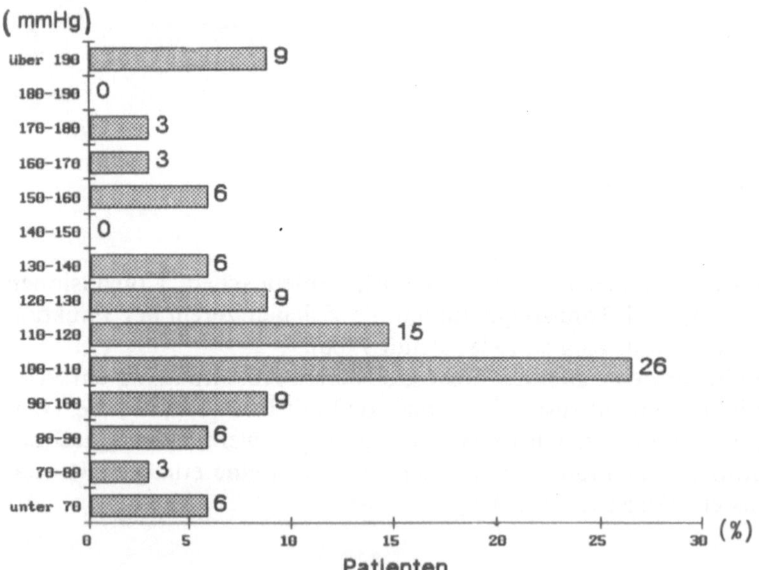

Abb. 14. Prozentuale Verteilung der systolischen Blutdruckwerte bei hirntoten Patienten (n = 42); systolische Blutdruckwerte lediglich bei 24 % unter 100 mm Hg

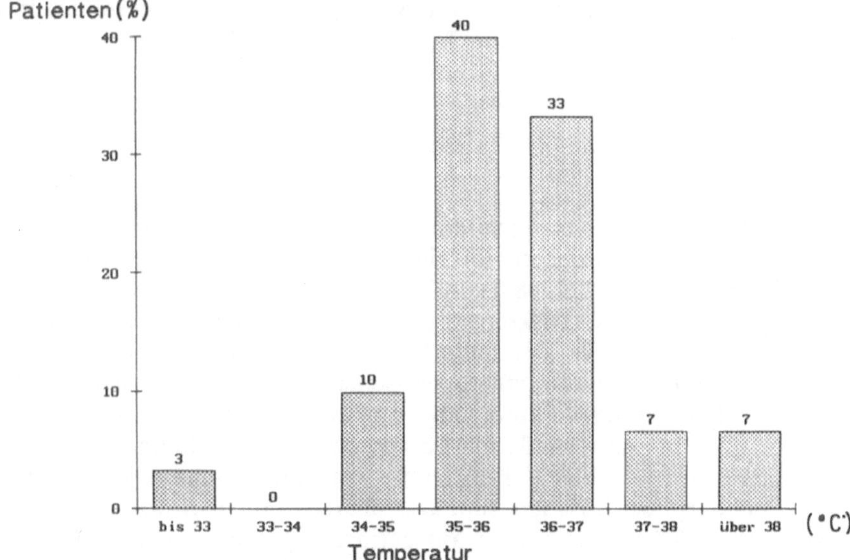

Abb. 15. Prozentuale Verteilung der Körpertemperatur (n = 47), insgesamt nur 13 % der Patienten mit Körpertemperatur unter 35 °C

Temperatur

Ähnlich der Hypotonie ist die Hypothermie kein obligatorisches Zeichen für den Hirntod (Angstwurm et al. 1985; vgl. auch Abb. 15). Als charakteristisch für den Hirntod wird eher der Verlust der zirkadianen Temperaturschwankungen bzw. das poikilotherme, d. h. an die Umgebungstemperatur angepaßte Temperaturverhalten beschrieben (Jörgensen 1973). Die Beeinflussung der Körpertemperatur ist nach Angstwurm u. Kugler (1978) in der Literatur mehrfach bestätigt; wann und in welchem Ausmaß eine spinale Steuerung der Temperatur eintritt, ist allerdings unklar. Hinsichtlich des zeitlichen Ablaufs zeigt sich, daß je länger wärmedämmende pflegerische Maßnahmen wirksam werden, die Körpertemperatur um so eher im oder über dem Normalbereich liegt (Angstwurm et al. 1985).

Diabetes insipidus

Der Diabetes insipidus als Zeichen des Funktionsuntergangs hypothalamischer Strukturen tritt wohl häufig im Verlaufe des Hirntodes auf, gilt aber nicht als eindeutiges Zeichen für den Hirntod (Angstwurm u. Kugler 1978). So kann die Polyurie auch extrazerebraler Genese sein (z. B. Infusionstherapie, forcierte Diurese, polyurische Phase bei Niereninsuffizienz), und somit kann eine Verfälschung der Aussage dieses Befundes vorliegen. Zudem tritt ein Diabetes insipidus auch in anderen Komaphasen auf. Umgekehrt tritt der Diabetes insipidus nicht unbedingt in jedem Fall des Hirntodes ein (Jörgensen 1973; Fiser et al. 1987).

Herzfrequenz

Für den Hirntod wurde von Flemming (1975) eine „Herzautomatik" von 36–50 Schlägen/min beschrieben. Im eigenen Untersuchungskollektiv (n = 30) liegt mit durchschnittlichen 88,0 (± 22,1) Schlägen/min eine deutlich höhere Herzfrequenz vor. Diese Diskrepanz wird sicherlich im Zusammenhang mit veränderten Bedingungen der außerklinischen Primärversorgung zu sehen sein, dem Wandel des intensivtherapeutischen Konzepts bei komatösen Patienten einschließlich der Verabfolgung von Katecholaminen und wahrscheinlich mehr noch in den veränderten Voraussetzungen im Rahmen der Versorgung von Hirntoten infolge der durch die Transplantationschirurgie notwendigen „Spenderpflege". Zudem sind als Folge der Organspende die Beobachtungszeiträume kürzer, was auch auf geringere pathologische EKG-Muster zurückwirkt, wie z. B. die J-Welle, QT-Intervallverlängerung, Depression oder Elevation des ST-T-Segments entsprechend subendokardialer oder subepikardialer Ischämie (Quaknine 1978).

In der terminalen Phase des Hirntodes finden sich u. a. eine fortschreitende Depression des Sinusrhythmus, atriale Fibrillationen, ventrikuläre und intraventrikuläre Überleitungsstörungen oder Niedervoltage (Pendl 1986). Nach Absetzen der maschinellen Ventilationen zeigen sich entweder lediglich Sinusbradykardie, Vorhofaktivitäten oder Kammertachykardie (Logigian u. Ropper 1985). Diese Phase nach Diskonnektion vom Respirator weist bis zu ca. 1 h elektrische Restfunktionen mit z. T. abnormen Kammeraktionen auf (Pendl 1986).

Herzratenvariabilität

Sie ist ein aus der Schlagfolge des Herzens extrahierter Parameter. Prinzipiell sind elektrokardiographische Veränderungen nach verschiedenen Läsionen des Zentralnervensystems (ZNS) mehrfach experimentell und klinisch nachgewiesen (Eichbaum et al. 1965; Abildskor et al. 1970; Estanol et al. 1977; Stober u. Kunze 1982); erste Hinweise auf Zusammenhänge der Herzratenvariabilität (HV) mit Erkrankungen des ZNS lieferte Vallbona et al. (1965). EEG- und Herzrhythmusänderungen bei Patienten mit schweren Schädel-Hirn-Verletzungen werden von Evans (1980) beschrieben. Unter 6 verschiedenen HV-Mustern differenziert sie auch das Fehlen der HV bei normaler Herzfrequenz, wenn ein isoelektrisches EEG und der Hirntod vorliegen.

Rabending et al. (1983) definieren die respiratorische Herzarrhythmie im Sinne eines Hirnstammreflexes, der afferent über die Nn. glossopharyngicus und vagus und efferent über den N. vagus geleitet wird. Sie verweisen auf die diagnostischen Möglichkeiten bei Hirnstammläsionen und sehen Alterationen der Variabilität in

- gestörter Reflexafferenz,
- gestörter Reflexefferenz,
- Störung in der zentralen Erregungsüberleitung von Afferenz auf die Efferenz (d.h. im Vaguskerngebiet),
- zentraler „Verstellung" der Erregungsüberleitung infolge supramedullärer Einflüsse,
- Störung im Bereich der Rezeptoren, des Sinusknotens oder des Herzens selbst als Effektor.

Als Indikator von Hirnstammirritationen wird die HV bei neurochirurgischen Patienten zu Verlaufskontrollen (Leipzig u. Lowensohn 1986) und intraoperativem Monitoring (Drummond u. Todd 1984; Huse u. Krämer 1987) herangezogen.

Eine sehr ausführliche Beschreibung der HV beim Hirntod pädiatrischer Patienten liefert Kero et al. (1978), der nicht nur die Gesamtvariabilität numerisch determiniert, sondern in spektralanalytischen Untersuchungen die einzelnen Anteile analysiert. Für Hirntote im Erwachsenenalter liegen Ergebnisse in Form prozentualer Angaben vor (Schwarz et al. 1987).

Physiologische Voraussetzungen

Erregungen, die Kontraktionen des Herzmuskels auslösen, entstehen in dessen spezifischem Gewebe. Der Sinusknoten, derjenige Anteil mit der höchsten spontanen Automatiefrequenz, bestimmt die Herzschlagfolge. Für ein potentielles Schrittmachergewebe ist die Existenz eines Schrittmacherpotentials charakteristisch bzw. Voraussetzung. Darunter ist eine kontinuierliche spontane Abnahme des Ruhepotentials bis zur Membranschwelle zu verstehen, die auch als diastolische Depolarisation bezeichnet wird. Dieser charakteristische Potentialverlauf ist aus den Permeabilitätsverhältnissen für Kalium und Natrium zu erklären. So sind alle Veränderungen der Herzschlagfolge durch mindestens einen der folgenden Mechanismen bedingt:

a) Veränderung der Membranschwelle,
b) Veränderung des Ruhepotentials (= max. diastolisches Potential) oder
c) Steilheit der diastolischen Depolarisation.

Eine Erhöhung der Herzfrequenz kann somit beispielsweise durch Verminderung (Hypopolarisation) des Ruhepotentials, durch Erniedrigung (Negativierung) der Membranschwelle, Steilerwerden der diastolischen Depolarisation oder Kombination dieser Vorgänge untereinander erfolgen. Diese die Herzfrequenz bestimmenden Grundmechanismen unterliegen nervalen und nichtnervalen Einflüssen, die Eckoldt (1975) wie folgt aufgelistet hat: eine mechanische Dehnung erhöht die Steilheit der diastolischen Depolarisation bei unverändertem oder nur gering vermindertem Ruhepotential. Verschiebungen der extrazellulären Konzentration von K, Na- und Ca-Ionen variieren die

Steilheit der diastolischen Depolarisation und die Membranschwelle. Eine Temperaturzunahme erhöht die Steilheit der diastolischen Depolarisation. Für physiologische Bedingungen sind allerdings jene Veränderungen wesentlicher, die durch die vegetativen Herznerven bzw. deren Überträgerstoffe hervorgerufen werden.

Sympathikusstimulation, Adrenalin oder Noradrenalin versteilern das Generatorpotential bei nur geringfügiger Wirkung auf das Ruhepotential und die Membranschwelle.

Acetylcholin und Vagusreizung bewirken eine Abnahme der Steilheit der diastolischen Depolarisation und eine Erhöhung des Ruhepotentials, so daß eine Verlangsamung der Herzfrequenz resultiert. Die Latenzen vor Reizbeginn bis Wirkungseintritt differieren bei Vagus- und Sympathikusreizung. Während die Vaguseffekte unmittelbar nach Reizbeginn sichtbar werden, beginnen die Auswirkungen der Sympathikusreizung erst nach wenigen Sekunden und werden zunehmend ausgeprägter (Funktionsmodell der Herzschlagfolge nach Eckoldt 1975).

Neben der Herzfrequenz (Schläge pro Zeiteinheit) kann also auch die Regelmäßigkeit der Erregungsbildung als eine weitere Kenngröße betrachtet werden. Diese physiologische Inkonsistenz der Distanzen aufeinanderfolgender Herzschläge ohne äußere Einflüsse bezeichnet man als *Herzratenvariabilität*. Synonym gebraucht werden die Begriffe Sinusarrhythmie, Herzfrequenzvariabilität, respiratorische Arrhythmie (RSA). Im Elektrokardiogramm wird dieses Phänomen durch entsprechend schwankende Abstände der Kammerkomplexe („RR-Intervalle") widergespiegelt.

Tierexperimentelle Untersuchungen wie auch pharmakologische Tests liegen zur Mediation der Herzratenvariabilität (HV) vor: Einerseits läßt sich die HV durch Vagotomie bzw. Kälteblockade der Nn. vagi (Katona u. Jik 1975) weitestgehend blockieren, wie auch Atropingaben konzentrationsabhängig die HV dämpfen (Koepchen u. Thurau 1959; Eckoldt u. Schubert 1975; Evans 1980; Akselrod et al. 1981), zum anderen hat eine β-Rezeptorenblokkade keinen – und wenn, dann nur einen geringen – Effekt auf die HV (Evans 1980; Akselrod et al. 1981; Pomeranz et al. 1985). Untersuchungen am Tiermodell zeigen, daß der Ablauf des Anstiegs der Herzfrequenz nach Sympathikusstimulation unabhängig von der Herzaktion erfolgt und sich in Form einer einfachen hyperbolischen Funktion der Impulsfrequenz ändert. Nach vagaler Stimulation hingegen manifestiert sich in Abhängigkeit vom Herzzyklus eine unregelmäßige, diskontinuierliche Funktion der vagalen Stimulusfrequenz. Dies findet sich im EKG als Veränderungen zwischen Kammer- und Vorhofaktivität wie auch als veränderte Überleitungszeiten repräsentiert (Levy u. Martin 1975). Diese Ergebnisse lassen u. a. als gesichert erscheinen, daß die HV im wesentlichen über Parasympathikusaktivität vermittelt wird; lediglich niederfrequente Anteile (vgl. spektralanalytische Ergebnisse der HV) der Gesamtvariabilität werden vom sympathischen und parasympathischen Nervensystem gleichzeitig mediiert (Akselrod et al. 1981, Pomeranz et al. 1985). Die sympathische und parasympathische Aktivität, welche die HV mit rhythmischen und stochastischen Anteilen vermittelt bzw. auslöst, entstammt vorwiegend medullären Kreislaufzentren. Hierbei interferieren aber auch periphere Einflüsse über Afferenzen von Dehnungsrezeptoren der Lunge (respiratorische Sinusarrhythmie) und Afferenzen der Barorezeptoren der großen Gefäße (langwelligere HV-Anteile) (Koepchen 1980; Zwiener et al. 1985 a, b). Eine Modulierung erfolgt von höheren Zentren, besonders dem limbischen System, bis hin zum Neokortex (Eckoldt 1985). Daß diese Gebiete nur modulierend wirksam sind, leiten Babkin u. Kite (1950) davon ab, daß bei tierexperimentellen Durchschneidungen des Gehirns bis zum Mittelhirn Herzfrequenz – und analoge Blutdruckrhythmen persistieren. Periphere und zentrale, komplexe, in ihren letzten Einzelheiten nicht völlig geklärte Regulationskreise beeinflussen schließlich die Herzschlagfolge – der Hauptanteil wird jedoch zentralnervös gesteuert. Somit ist die HV als integrierter Parameter anzusehen, der Rückschlüsse auf seine vermittelnden bzw. generierenden Strukturen im Gehirn erwarten läßt.

Diese Vorbedingungen liefern die Grundlagen, vegetative Funktionen des Hirnstamms beim Hirntod mittels der HV zu prüfen: Die HV weist physiologisch unterschiedliche Komponenten auf, für die im einzelnen heute folgende Einflüsse abgrenzbar sind (Eckoldt 1985; Akselrod et al. 1981), z. B.

- für die respiratorische Sinusarrhythmie (ca. 0,15–0,5 Hz) der erwähnte zentralnervöse Atemantrieb und Interaktionen mit den pulmonalen Afferenzen (Eckholdt u. Schubert 1975; Melcher 1976; Koepchen 1977);
- für den sog. 10-s-Rhythmus (ca. 0,05–0,15 Hz) („Blutdruckwellen") der HV ein Eigenrhythmus kardiovaskulär aktiver Neurone des unteren Hirnstammes (Kreislaufzentrum) und dessen Modifikation durch Rückkopplung mit den Eigenrhythmen der Vasomotorik über den barorezeptorischen „Feedback" (Langhorst et al. 1986). Analoge Blutdruckschwankungen (sog. Blutdruckwellen III. Ordnung) belegen den Zusammenhang
- für langwelligere HV-Rhythmen (ca. <0,05 Hz), Effekte des Renin-Angiotensin-Systems (Akselrod et al. 1981) und der Temperaturregulation sowie metabolischer Prozesse (Sayers 1973).

Diese Voraussetzungen biologischer Zeitfunktionen eröffnen die Möglichkeit zu spektralanalytischen Untersuchungen der HV (Eckoldt et al. 1979; Akselrod et al. 1981; Gordon et al. 1986) mit der Gliederung der Gesamtvariabilität in einzelne Spektralbereiche (vgl. unten, Abb. 18).

Methodik – Patienten

Bislang liegen keine einheitlichen Richtlinien zur HV-Analyse vor. Es wird hier die Ermittlung eines Variationskoeffizienten (HV %) zur Quantifizierung der Gesamtvariabilität (Pfurtscheller et al. 1983) und die Gliederung der HV in einzelne Frequenzanteile (Spektralanalyse) vorgestellt. Beide Verfahren sind in eine multiparametrische Einheit zur Funktionsdiagnostik des Gehirns integriert.

Die EKG-Ableitung erfolgt mittels Klebeelektroden von der Brustwand. Ausgangsbasis für die HV-Analyse ist das Ausgangssignal eines EKG-Moni-

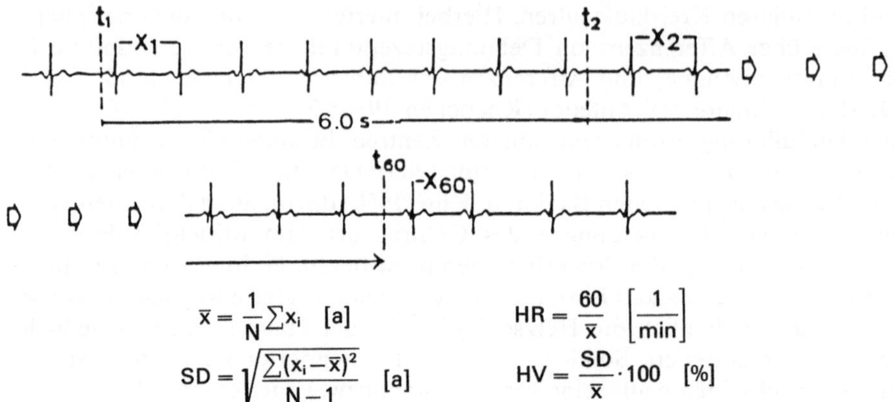

$$\bar{x} = \frac{1}{N}\sum x_i \quad [a] \qquad\qquad HR = \frac{60}{\bar{x}} \left[\frac{1}{min}\right]$$

$$SD = \sqrt{\frac{\sum(x_i - \bar{x})^2}{N-1}} \quad [a] \qquad HV = \frac{SD}{\bar{x}} \cdot 100 \quad [\%]$$

Abb. 16. Schematisierte Dartstellung der Ermittlung der Herzratenvariabilität *(HV)* aus dem Mittelwert *(x̄)* und der Standardabweichung *(SD)* der Herzschlagintervalle *(HR)*

tors Sirecust BS 1 (Siemens), der synchron zu jedem QRS-Komplex einen Rechteckimpuls liefert. Von diesen Rechteckimpulsen werden 60 6-s-Segmente mittels eines PDP-11/23-Computers verarbeitet. Die Abtastung erfolgt mit einer Frequenz von 64/s. Die 6-s-Segmente werden in 3 Subsegmente unterteilt, in jedem dieser Subsegmente wird der erste Rechteckimpuls gesucht und das Intervall zum nächstfolgenden Impuls bestimmt. Dadurch wird die Kontrolle der Reproduzierbarkeit in einem Arbeitsgang ermöglicht. In jedem Subsegment werden 60 RR-Intervalle des EKG ausgemessen und daraus der Mittelwert (x̄) in Sekunden und die Streuung (SD) berechnet. Die HV ergibt sich aus der Gegenüberstellung von der Standardabweichung (SD) zum Mittelwert: HV (%) = SD · x̄⁻¹ · 100 (Abb. 16).

Die Durchführung der Spektralanalyse der Herzratenvariabilität läuft mehrstufig ab:
1. Messung der RR-Intervalle, Genauigkeit 0,1 ms, Länge (Dauer) 640 s;
2. Interpolation der so gewonnenen Zeitserie zur Realisierung äquidistanter Abtastung: 8 Interpolationswerte/s, insgesamt 5210 Werte;
3. Fourier-Transformation einzelner Abschnitte der interpolierten Zeitserie: maximal 512 Werte = 64 s;
4. Mittelung der einzelnen Periodogramme zu einem Leistungsspektrum; Darstellung des Spektrums bis 1 Hz bzw. 60/min bei einer Auflösung von maximal 1/64 Hz bzw. 0,94/min.

Als Ausschlußkriterien sind festgelegt:
1. Intoxikation bzw. Medikation mit Parasympathomimetika, Parasympatholytika und Ganglioplegika bzw. Pharmaka mit analogen Nebenwirkungen;
2. pathologische Vorhofarrhythmien;
3. Pararrhythmien;
4. Erregungsleitungsstörungen und Präexzitationssyndrome;

5. ventrikuläre und supraventrikuläre Extrasystolen;
6. Schrittmacher-EKG;
7. T-Wellen-Trigger;
8. R-Trigger induzierende Artefakte.

Um die HV (Herzfrequenzvariabilität) unter verschiedenen Funktionszuständen des Gehirns zu erfassen, wurde die HV-Analyse an 3 verschiedenen Gruppen durchgeführt.

a) 44 gesunde Probanden ohne anamnestische Hinweise auf zerebrale oder kardiozirkulatorische Erkrankungen (mittleres Alter 27,6 ±9,1 Jahre).
b) 39 komatöse Patienten (Glasgow Coma Score 3–6, mittleres Alter 29,6 ±13,2 Jahre). In dieser Gruppe wiesen in der Computertomographie des Schädels 28 Patienten die Zeichen einer Hirnschwellung auf, davon bestand bei 10 Patienten noch eine transtentorielle Herniation. Zur Bewertung gelangten die Ergebnisse der Erstuntersuchung innerhalb der ersten 72 h nach Aufnahme in die Intensivstation.
c) 30 hirntote Patienten nach Schädel-Hirn-Trauma (Bestehen des Hirntodsyndroms 1 bis maximal 72 h; mittleres Alter 25,8 ±14,7 Jahre). Aus dem Kollektiv der Probanden wurden 6 Personen (mittleres Alter 29 ±9 Jahre) und aus der Gruppe der Hirntoten 8 Patienten (mittleres Alter 30,9 ±11,7 Jahre) zu je einer Subgruppe zur Durchführung spektralanalytischer HV-Analysen zusammengefaßt. Die Diagnose Hirntod wurde nach den klinischen Richtlinien der deutschen Bundesärztekammer erstellt. Das EEG war bei jedem Patienten isoelektrisch. Die therapeutischen (HV-relevanten) Maßnahmen bestanden in dieser Gruppe in einer kontrollierten Beatmung; Dopamin wurde in einer Dosierung von < 5 µg/kg/min verabfolgt (n = 19).

Ergebnisse

Die Untersuchungsergebnisse (Herzratenvariabilität, Herzfrequenz) für alle Gruppen sind in Tabelle 3 und Abb. 17 a, b zusammengefaßt.

Aus dem Mittelwert der HV plus der 2,5fachen Standardabweichung (SD) aus der Gruppe der Hirntoten wurde ein Grenzwert ermittelt. Die HV-Werte lagen in der Gruppe der Hirntoten bei keinem Patienten über dem Grenzwert von 2,3 %; umgekehrt fand sich bei keinem Probanden eine HV unter 2,3 %.

In der Gruppe der 39 komatösen Patienten lag die HV bei 28 Patienten über und bei 11 Patienten unter diesem Grenzwert. Bemerkenswert war das Auftreten einer sehr hohen HV (z. T. deutlich über den Spitzenwerten der Vergleichsgruppe) bei 7 Patienten mit dem klinischen Zeichen des akuten Mittelhirnsyndroms IV bzw. Bulbärhirnsyndroms I oder II (HV = 15–20 %). Sämtliche Krankheitsbilder mit dieser hohen HV endeten im Hirntod, und bei all diesen Patienten lag im Anschluß daran die HV unter der oben beschriebenen aus der Gruppe der Hirntoten ermittelten Grenze. Allerdings muß hier festgestellt werden, daß bei 40 % die hohe Variabilität nicht nur auf eine ausge-

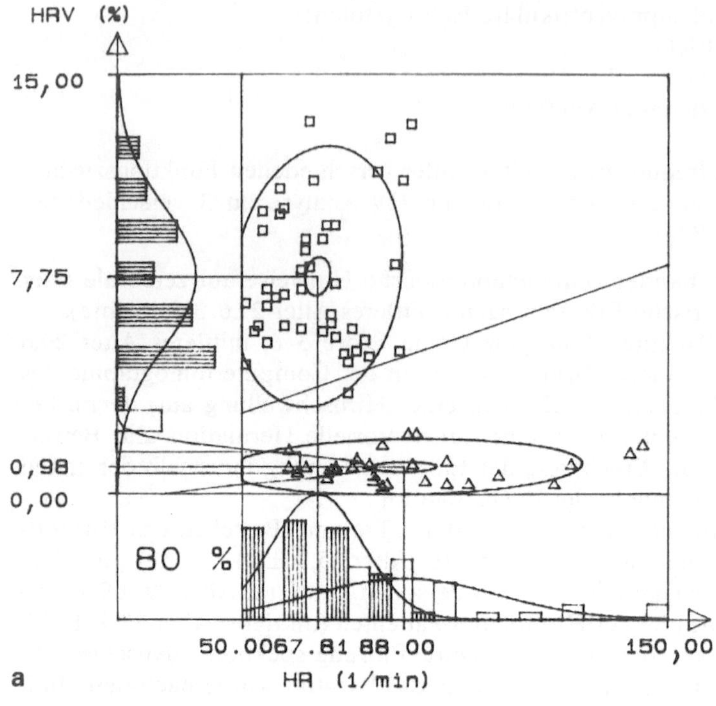

HRV (%)
15,00
7,75
0,98
0,00
80 %
50.00 67.81 88.00   150,00
HR (1/min)
a

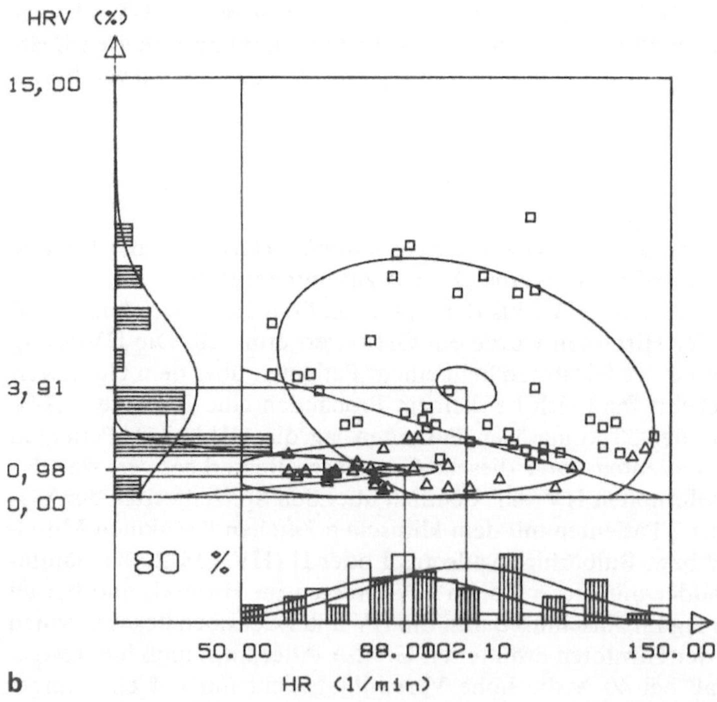

HRV (%)
15,00
3,91
0,98
0,00
80 %
50.00   88.00 102.10   150.00
HR (1/min)
b

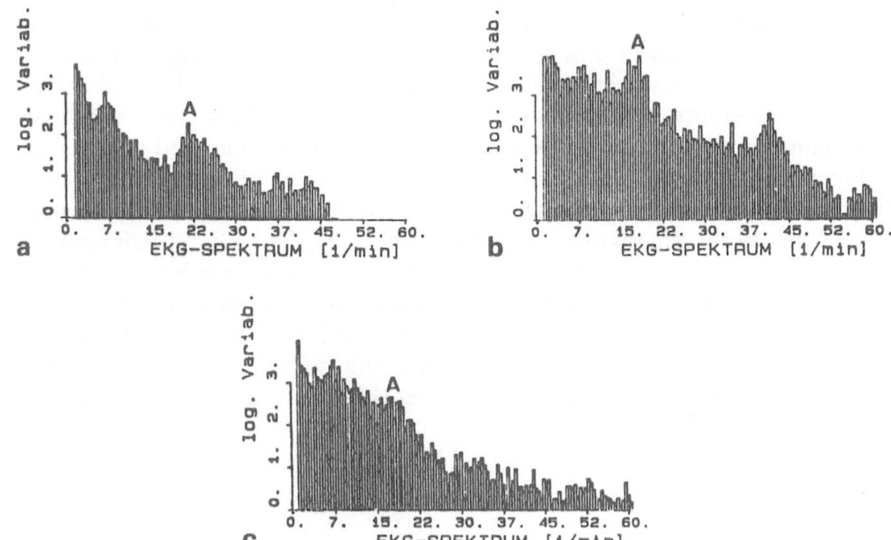

Abb. 18a–c. EKG-Spektralanalyse, abgeleitet von 3 verschiedenen Kontrollpersonen (**a, b, c**); 3 Peaks in den Frequenzbereichen 0–3, 3–10 und Atempeak *(A)* im Bereich um 20/min

prägte Sinusarrhythmie, sondern auch auf eine zugleich auftretende Extrasystolie (supraventrikuläre und ventrikuläre Extrasystolen) zurückzuführen ist.

Die spektralanalytische Auswertung des Elektrokardiogramms zeigt in der Gruppe der Probanden (n = 6) 3 Peaks in Frequenzbereichen (Abb. 18 a–c), welche mit den von Eckoldt (1985) beschriebenen Spektralbereichen vergleichbar sind. Die Ergebnisse im Kollektiv der hirntoten Patienten (n = 8)

Tabelle 3. Mittelwert und Standardabweichung der Herzratenvariabilität (HV) und Herzfrequenz (HF) bei Probanden, komatösen und hirntoten Patienten

	n	HV [%]	HF [1/min]
Probanden	44	7,8 ± 2,5	67,8 ± 10,7
Koma	39	3,9 ± 2,5	102,1 ± 25,6
Hirntod	30	1,0 ± 0,5	88 ± 22,1

◀ **Abb. 17. a** Bivariate Verteilungen der Herzfrequenz *(HR)* und der Herzratenvariabilität *(HRV)* für Probanden (n = 44; □) und hirntote Patienten (n = 30; △). Die Graphik zeigt die 80%-Konfidenzellipsen, die Diskriminationsgerade, die tatsächlichen *(Balken)* und die theoretischen *(Normalverteilungskurve)* Verteilungen der einzelnen Meßwerte sowie die Mittelwerte der Herzfrequenz und der Herzratenvariabilität. **b** Bivariate Verteilungen der Herzfrequenz *(HR)* und der Herzratenvariabilität *(HRV)* für komatöse (n = 39; □) und hirntote Patienten (n = 30; △); sonst wie in **a** weisen eine ausgeprägte Verminderung der Gesamtvariabilität auf. Außerdem zeigt die visuelle Auswertung die ergiebigste Dämpfung im sog. 10-s-Wellenbereich, während reduzierte Peaks im Frequenzband bis 0,05 Hz und in dem an die kontrollierte Respiration gekoppelten (identifiziert über synchrone Aufzeichnung der Atmung) Frequenzbereich auszunehmen sind (Abb. 19 a–c). Letzterer wird von der Frequenz der maschinellen Beatmung bestimmt. Unter den Bedingungen fehlender Atemaktivität (während des Apnoetests) erlischt der beatmungssynchrone Peak (Abb. 21). Zur Quantifizierung der durch die Apnoe vermittelten Veränderungen auf die Variabilität werden die Fluktuationen im Niederfrequenzband (NFB; nach Pomeranz et al. 1985: <0,12 Hz) dem respiratorischen Frequenzband (RFB) gegenübergestellt. Während der Apnoe (NFB/RFB = 1,6 ± 0,2) zeigt sich ein signifikanter Unterschied (p<0,05) im Vergleich zur Phase während der Beatmung (NFB/ RFB = 1,1 ± 0,1).

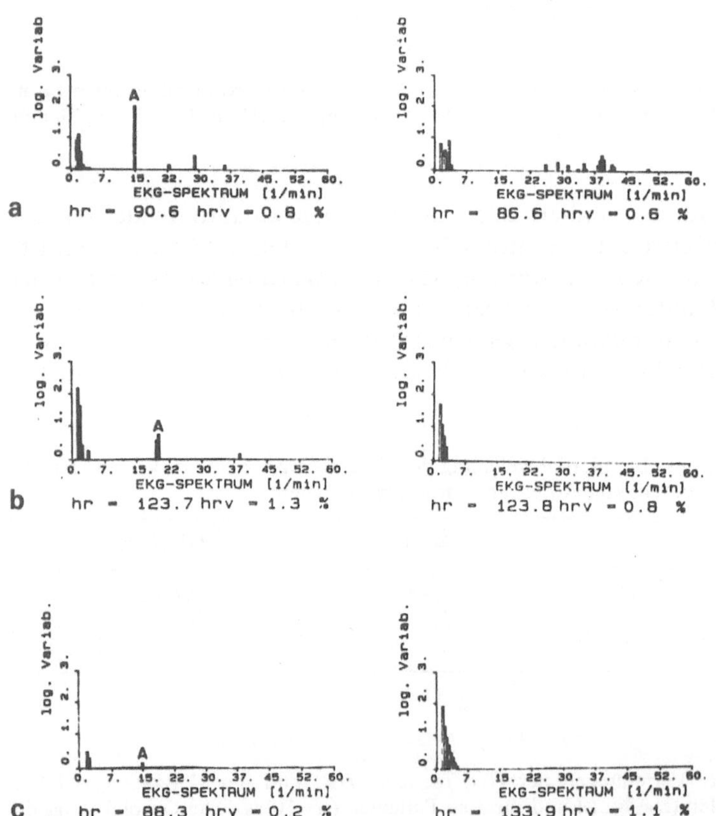

Abb. 19a–c. Beispiele für EKG-Spektralanalysen von hirntoten Patienten (n = 3). Dämpfung der Gesamtvariabilität und Reduktion auf 2 Peaks zum Zeitpunkt vor dem Apnoetest (jeweils *links*) im Vergleich zum Befund bei Probanden (vgl. Abb. 18); während Apnoetest *(rechts)* jeweils Verlust des Atmungspeaks *(A)*

Kritische Schlußfolgerungen und Perspektiven

Bei der Abschätzung hinsichtlich der Anwendbarkeit der HV bei der Beurteilung des Hirntodes erscheint trotz des erforderlichen Computereinsatzes die einfache Verfügbarkeit dieses Parameters bemerkenswert, da das EKG ohnehin bei jedem Intensivpatienten routinemäßig überwacht wird. Zudem ist die Beeinflussung durch Artefakte im Vergleich zu elektrophysiologischen Aktivitäten des Gehirns (z. B. EEG) geringer und darüber hinaus leichter erkennbar. Auch ist der apparative und personelle Aufwand im Vergleich zu anderen Verfahren unbedeutend. Die Untersuchungsergebnisse von den hirntoten Patienten lassen die HV als Screeningverfahren realistisch erscheinen, da in keinem Fall von irreversiblem Funktionsausfall des Gehirns ein aus den Daten der Hirntoten statistisch ermittelter Grenzwert überschritten wurde. Niedrige HV-Werte (unter 2,3%) im Koma ohne klinische und elektrophysiologische Zeichen des Hirntodes zeigen allerdings, daß die „Variabilitätsstarre" für den Hirntod nicht pathognomonisch ist (Schwarz et al. 1987), d. h. eine niedrige HV läßt keinen zwingenden Rückschluß auf einen irreversiblen Funktionsverlust des Hirnstamms zu. Eine massiv erhöhte Variabilität bei akutem Mittelhirnsyndrom IV bzw. Bulbärhirnsyndrom I, II kann den Hinweis auf diese Komastadien liefern und die Progredienz des Hirnschadens in Richtung des dissoziierten Hirntodes anzeigen. Tierexperimentelle Ergebnisse deuten auf eine funktionelle mesenzephalopontine Dissoziation hin.

Eine völlige Aufhebung der HV lag bei keinem der hirntoten Patienten vor. Tierexperimentell findet sich dieser Befund bestätigt. Die Interpretation erfolgt dahingehend, daß „non-nervale" Mechanismen in die HV-Generierung miteinzubeziehen sind, wie etwa die Freisetzung von Katecholaminen im Herzen (Jacob et al. 1972), mechanische Effekte durch die Beatmung und konsekutive thoraxmechanische Füllungsschwankungen des Herzens (Koepchen 1977) oder auch eine Irritation sympathischer Zentren sowie Einflüsse des Renin-Angiotensin-Systems (Akselrod et al. 1981).

Die spektralanalytischen Untersuchungen zeigen, daß die Restvariabilität auf einer Fluktuation im Niederfrequenzbereich ($<0{,}12$ Hz) und dem Rhythmus der Beatmung beruht; die Extinktion des Atempeaks unter Bedingungen einer Apnoe bestätigt offensichtlich die erloschene Mediierung der Variabilität durch das parasympathische Nervensystem. Für eine effektive Evaluierung der HV ist die Berücksichtigung von Vorerkrankungen erforderlich, wie beispielsweise chronische alkoholische Polyneuropathie (Buchinger et al. 1985), diabetogene Neuropathie (Buchinger et al. 1985; Lloyd-Mostyn u. Watkins 1976), koronare bzw. chronische myokardiale Dysfunktionen (Zbilut u. Lawson 1988) und Niereninsuffizienz (Müller et al. 1983), die allesamt eine Dämpfung der HV nach sich ziehen. Dies gilt auch für verschiedene ZNS-wirksame Substanzen (Sakuma et al. 1985; Donchin et al. 1985; vgl. auch Abb. 23) und Atropin sowie Substanzen mit atropinartigen Nebenwirkungen. Dopamin in kreislaufwirksamen Plasmaspiegeln steigert die Herzfrequenz und dämpft die HV aus mathematischen Gründen (über einer Herzfrequenz von 130 Schlägen/min; Kellerova et al. 1984). Umgekehrt täuschen Rhythmusstörungen unterschiedlicher Genese eine ausgeprägte Sinusarrhythmie vor. Aus diesem Grund muß das EKG mitaufgezeichnet werden (vgl. Ausschlußkriterien). In diesem Zusammenhang müssen auch unterschiedliche Ergebnisse zwischen Kurzzeit- (bis 15 min) und Langzeituntersuchungen gesehen werden. Ebenso ist das Lebensalter – mit zunehmendem Alter nimmt die HV ab – zu berücksichtigen (Hellman u. Stacy 1976; Vallbona et al. 1965; Buchinger et al. 1985). Da Effekte der Atemfrequenz und des Tidalvolumens die HV beeinflussen (Gandevia et al. 1978; Hirsch u. Bishop 1981), wird es künftig sicherlich sinnvoll sein, die HV während des Apnoetests zu prüfen, um einheitliche Untersuchungsbedingungen gewährleisten zu können. Im Sinne einer weiteren Entwicklung zur einfachen klinischen Nutzung der HV in Form von Prozentangaben wird zu berücksichtigen sein, daß sich die HV dem Herzfrequenzniveau umgekehrt proportional verhält. In diesem Zusammenhang wird sich gerade für das Vorliegen extrem hoher Herzfrequenzwerte die Erarbeitung eines Korrekturfaktors als zweckmäßig erweisen. Generell ist aufgrund zahlreicher unterschiedlicher Verfahren ein Vergleich der HV-Untersuchungsergebnisse bisher nur schwer möglich. Dennoch weist die von Evans (1980) registrierte Variabilitätsstarre der aufeinanderfolgenden Kammerkomplexe bzw. die „fixierte Herzfrequenz" (beschrieben von Nijhuis et al. 1988) beim Verlust zerebraler Aktivität des Fetus sowie der von Kero ermittelte HV-Koeffizient von 0,5–1,5% auf ein gemeinsames pathophysiologisches Substrat beim Hirntod hin; Abweichungen bestehen allerdings zu Kero et al. (1978) hinsichtlich der Zuordnung der gedämpften, persistierenden Peaks in der Spektralanalyse, während sie mit den Ergebnissen von Mühlnikkel (1988) übereinstimmen.

Im völligen Gegensatz zu den obigen Befunden war für Siemens u. Hilger (1987) die Bestätigung einer kontinuierlichen Abnahme der HV beim Hirntod nicht möglich.

Für die Zukunft läßt sich erwarten, daß möglicherweise Kohärenzanalysen der Spektralanalyse der HV und der Temperatur, des Blutdrucks sowie der Atmung vor und während Apnoephasen (Apnoetest), eine Qualifizierung und Quantifizierung des Ausfalls der Regulationskreise im Hirnstamm unter den Bedingungen des Hirntodes ermöglichen.

Tierexperimentelle Untersuchungen der Herzratenvariabilität

Die zentrale Steuerung der HV gilt wohl als bestätigt, die Generatorstrukturen und die definitive Organisation für die HV ist im Detail aber noch nicht ausreichend bekannt.

Nachfolgende Fragestellungen sollten tierexperimentell durch nähere funktionell-topographische Abklärung der HV auf ihre mögliche klinische Bedeutung geprüft werden:

- Ist die Einschränkung der HV bei schweren Hirnfunktionsstörungen topographisch-anatomisch erklärbar?

- Welche kausal-pathogenetischen Hinweise liefern den theoretischen Ansatz für diagnostisch relevante Veränderungen im HV- und Herzfrequenzniveau beim Hirntod?
- Ist eine topographische Zuordnung neurovegetativer Restaktivitäten beim Hirntod möglich?

Mit dem Hund als Untersuchungstier wählte man eine in der HV-Struktur und -dynmaik dem Menschen möglichst ähnliche Spezies (Akselrod et al. 1981). Es wurden Bedingungen geschaffen, wie sie auch in der Intensivtherapie vorgefunden werden (Sedierung, Anästhesie, maschinelle Beatmung). Systematische Stammhirnschnitte (Zwiener et al., im Druck) wurden mit den jeweils entstandenen HV-Veränderungen (und jene der Blutdruckrhythmen) korrelativ analysiert.

Es wurden bei 11 (nach Zahnstatus erwachsenen) Hunden der Rassen Foxterrier und Sheltis von 5 bis 13 kg Gewicht beiderlei Geschlechts unter Ruhebedingungen die Momentanherzfrequenz (reziproke RR-Intervalle) und das Impedanzrespirogramm abgeleitet. Die orotracheale Intubation (28 Charr) erfolgte unter einer Thiopentalnarkose (Dosierung 30 mg/kg). Nachfolgend wurde ein Polyäthylenkatheter ($\varnothing$ 1,7 mm) in die rechte A. femoralis gelegt, darüber fortlaufend der arterielle Blutdruck registriert und intermittierend der p_aO_2, p_aCO_2 sowie Säure-Basen-Status kontrolliert.

Danach wurden 9 Tiere mittels Succinylchloridinfusion (Succicuran; 2 mg/kg/h) relaxiert und kontrolliert beatmet. Unter kontinuierlicher Narkose aus Etomidat (2 mg/kg/h) und Lachgas (70 %) wurden die Hinterhauptschuppe und der erste und zweite Zervikalwirbelbogen freigelegt; 2 Tiere wurden mittels Bolusinjektion von α-Chloralose (70 mg/kg) narkotisiert und bei Spontanatmung den obigen operativen Manipulationen unterzogen. Bei allen Untersuchungen erfolgte eine EEG-Ableitung über 6 Nadelelektroden (bifrontal, -temporal, -okzipital).

Die relaxierten Tiere wurden konstant normokapnisch beatmet ($pCO_2 = 36\text{--}44$ mm Hg, pO_2 90--130 mm Hg, AZV = 180--240 ml, AF = 20--30/min), um in jeder Versuchssituation möglichst den Einfluß veränderter Atemdynamik auf die HV und ungünstige Säure-Basen-Verhältnisse auszuschließen.

Unter zusätzlicher Lokalanästhesie (Xylocain 1 %) wurde über die Membrana atlantooccipitalis die Medulla oblongata an der hinteren Kleinhirngrenze freigelegt. Bei 8 Tieren wurde ein nach den mittleren Abmessungen von 4 Hundeschädeln gebogener Metallspatel an der Kleinhirn-Tentorium-Grenze entlang bis über die Mittelhirn-Pons-Grenze geführt und dort der 1. Schnitt gesetzt; die weiteren Schnitte lagen an der (2.) Pons-medulla-Grenze, (3.) 4 mm oberhalb des hinteren Kleinhirnrandes (= hoher rostraler Anteil des Nucleus tractus solitarii und Nucleus dorsalis vagi) sowie (4.) am hinteren Kleinhirnrand. Der 5. Schnitt lag 4 mm unterhalb des 4. Schnittes (vgl. die Schnitte am postmortalen Präparat; Abb. 20).

In einer 2. Serie wurde das Kleinhirn mit einem Spatel angehoben und Schnitte 1 cm oberhalb des nun sichtbaren Obex, 4 mm oberhalb (unmittelbar

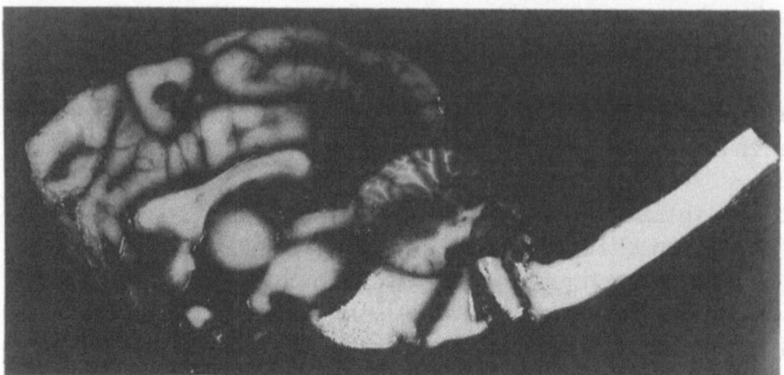

Abb. 20. Postmortales Präparat der Hirnstammschnitte (Hund). Von links nach rechts: I. Durchtrennung zwischen Mittelhirn und Pons; II. Durchtrennung zwischen Pons und Medulla; III. Durchtrennung in Höhe des rostralen Anteiles von Nucleus tractus solitarii und Nucleus dorsalis vagi; IV. Schnitt durch die Medulla oblongata in Höhe des hinteren Kleinhirnrandes

rostral der bei Serie 1 genannten Kerne), in Höhe des hinteren Kleinhirnrandes und 4 bzw. 8 mm darunter vorgenommen. Momentanherzfrequenz, Blutdruck, Atemexkursionen und Körpertemperatur wurden kontinuierlich, das EEG, Blutgase, Säure-Basen-Haushalt intermittierend analysiert. Die Untersuchungen wurden durch Barbituratüberdosierungen beendet und das Gehirn zu makroskopischen und mikroskopischen Hirnschnittkontrollen nach Formaldehydfixierung entnommen.

Resultate

Als Ergebnis findet man bei allen Tieren das Muster der HV des wachen Hundes (Abb. 21), das in seinen Komponenten qualitativ jenen des wachen Menschen ähnelt, durch Narkose verändert (vgl. z. B. Abb. 22). Die Kombination Etomidat-N_2O mit Succinylchlorid zeigt im Vergleich zu den in Vorversuchen eingesetzten Substanzen den geringsten Effekt auf die HV. Beispielsweise verstärkt Fentanyl die HV vorübergehend (Abb. 23), Droperidol aber auch Tubocurarin oder Pancuronium verringern die HV bzw. respiratorische Sinusarrhythmie (RSA) bis zu deren sistieren (Abb. 24 a, b).

Kurzzeitige Apnoe nach Unterbrechung der künstlichen Beatmung (15–30 s) führte bei 5 Tieren zum „Weiterlaufen" der RSA ohne Veränderung der Frequenz, bei 4 Tieren mit erhöhter Frequenz (Abb. 25), bei keinem Tier sistierte die HV; ab pontomedullärer Durchtrennung erlosch allerdings die RSA als Hauptteil der HV unter Bedingungen eines Ventilationsstopps. Durch alle Schnitte bis oberhalb der kardiovaskulär aktiven Neuronengruppe des unteren Hirnstamms (Nucleus tractus solitarii/Nucleus dorsalis vagi) wird die RSA verstärkt (Abb. 26); bei Schnitten in Höhe dieser Kerne bis gering darunter wird diese entscheidend vermindert ($< 30\%$; 9 Tiere), seltener aufgehoben (2 Tiere; Abb. 27 und 28 a, b). Das Resultat war unabhängig

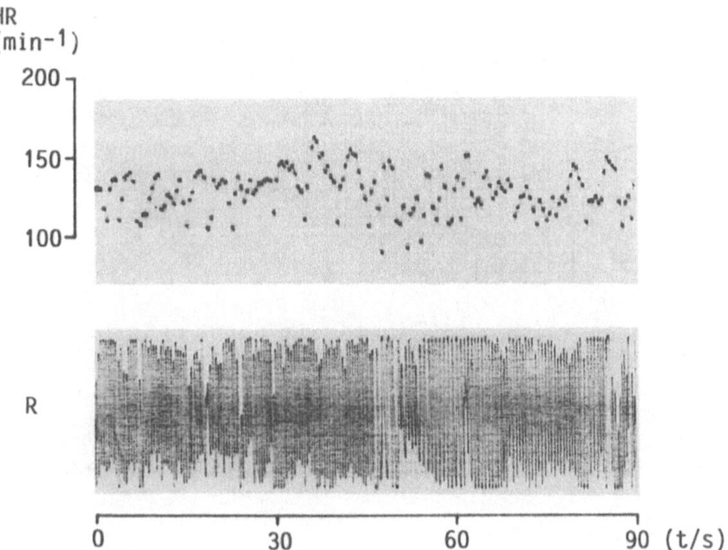

Abb. 21. Momentanherzfrequenz *(HR)* und Impedanzrespirogramm *(R)* eines wachen Hundes in Ruhestellung. Typische Hechelatmung. (Da die Atemfrequenz nahe der Herzfrequenz liegt, tritt ein „physiologisches Aliasing" im Sinne atembedingter langsamer Rhythmen auf)

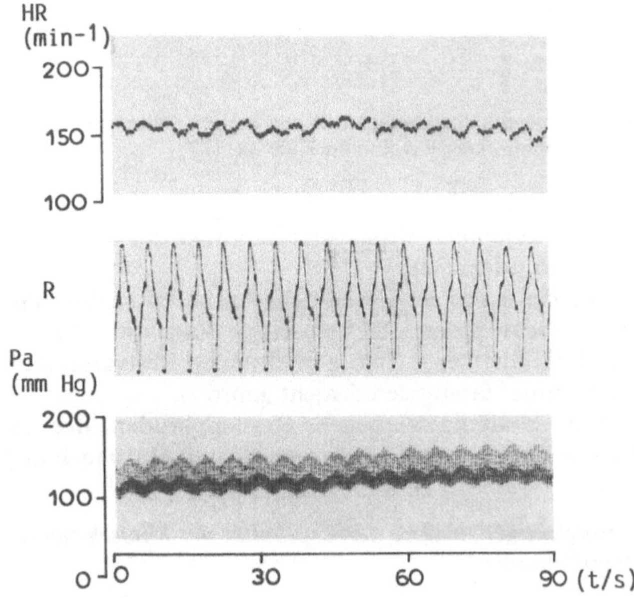

Abb. 22. Momentanfrequenz *(HR),* Impedanzrespirogramm *(R)* und arterieller Blutdruck $(p_a$: A femoralis) nach Chloraloseanästhesie

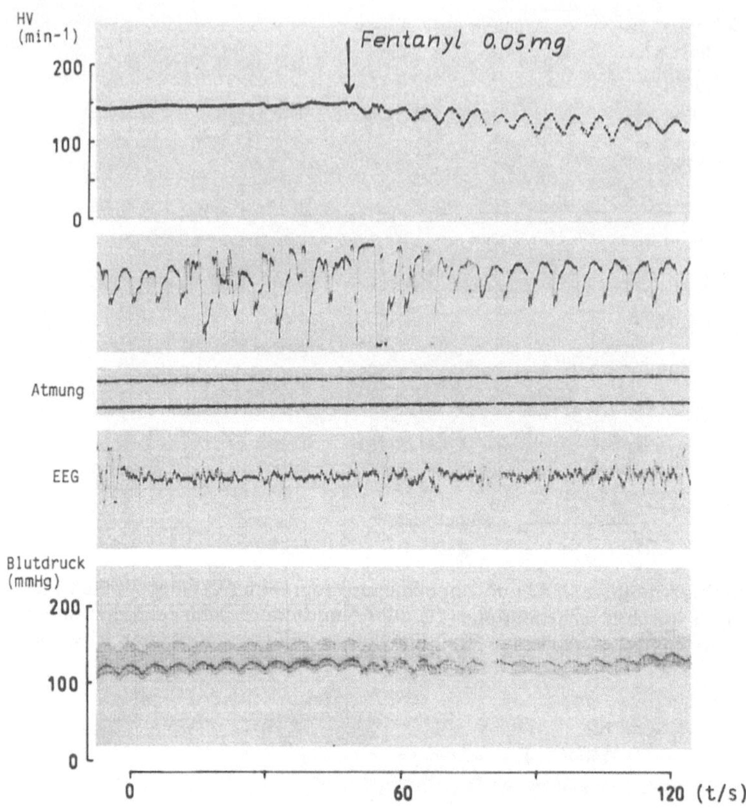

Abb. 23. Fentanylbedingte Auslösung der *HV (oberste Kurve;* darunter *Atmung, EEG, Blutdruck)* 38 min nach Pavulonblockade der HV

davon, ob je nach Versuchsserie vorher der mesenzephalopontine Schnitt erfolgt war oder nicht.

Die bei 9 von 11 Tieren nachweisbaren Restamplituden (vgl. Abb. 29) der HV verschwanden auf beidseitige Vagotomie bzw. Atropingabe (1 mg/kg) bei 4 Tieren; bei 4 Tieren blieb eine „Restvariabilität" erhalten (Abb. 29; 1 Tier wurde dahingehend nicht geprüft).

Die erhaltengebliebenen Restamplituden der HV waren auch durch Schnitte bis an die Grenze zum oberen Halsmark nicht zu beseitigen.

Vergleichende Analyse der Ergebnisse der klinisch-tierexperimentellen Parallelstudie

Die tierexperimentellen Ergebnisse zeigen eindeutig den Einfluß zentral wirksamer Pharmaka (z.B. Fentanyl, Dehydrobenzperidol, Barbiturat und Etomidat), aber auch nichtdepolarisierender Muskelrelaxanzien und erwartungsgemäß von anticholinergen Substanzen (z.B. Atropin) auf die HV-Am-

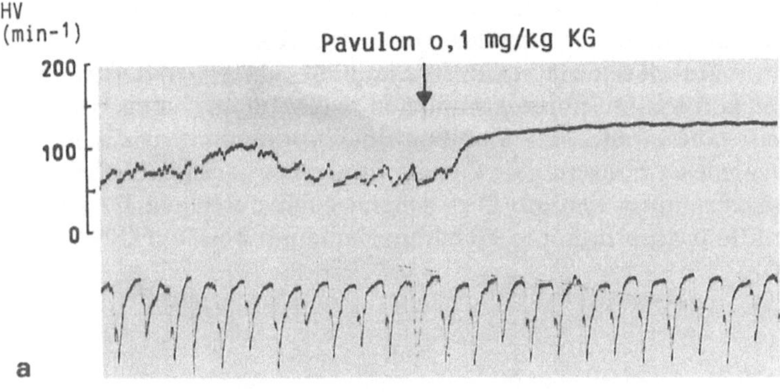

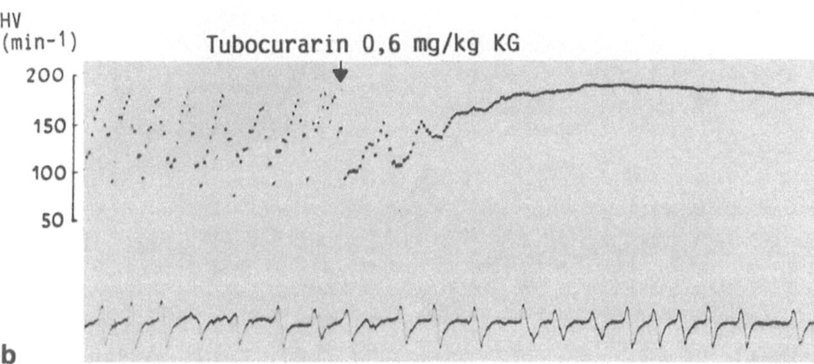

Abb. 24a, b. Durch neuromuskuläre Blockade bedingtes Auslöschen der *HV (obere Kurve)* bei einem mit Fentanyl plus Droperidol narkotisiertem Hund (*untere Kurve:* Impedanzrespirogramm). **a** Auslöschen mit Pancuronium (Pavulon), **b** Auslöschen mit Tubocurarin

plituden. Dies bedeutet, daß bei der Interpretation der HV die aktuelle Medikation bzw. Auswirkungen einer eventuellen Intoxikation zu berücksichtigen sind. Das Ausschalten suprapontiner Afferenzen zu kreislaufaktiven Stammhirngebieten vergrößert die HV. Beim Menschen wird gefolgert, daß die Zunahme der HV einer funktionellen mesenzephalopontinen Dissoziation entsprechen dürfte; offensichtlich bedingt die Aufhebung dämpfender Mechanismen die HV-Generierung im unteren Hirnstamm. Für die Situation passagerer, stark erhöhter HV beim Bulbärhirnsyndrom steht allerdings die definitive Abgrenzung rhythmischer Schwankungen gegenüber stochastischen Unregelmäßigkeiten noch aus. Die essentiellen Hirnabschnitte für die Entstehung entscheidender Anteile (RSA) der HV liegen in den Regionen der kardiovaskulär aktiven Hirnstammneurone (Nucleus tractus solitarii, Nucleus dorsalis vagi), da nach deren Abtrennung der größte Anteil der RSA verschwindet. Dort sind weniger in enger Kernformation sondern eher diffus derartige Neurone mit atemaktiven Neuronen funktionell gekoppelt (Stroh-

Werz et al. 1976; Langhorst et al. 1980, 1986); dies ist sehr wahrscheinlich das funktionelle Substrat entscheidender Anteile der RSA.

Bei 5 von 9 Hunden mit einer Restvariabilität führte weder Atropin noch bilaterale Vagotomie zu ihrer kompletten Aufhebung. Beim Hirntod des Menschen ist eine minimale Variabilität noch vorhanden; in Analogie muß eine nonvagale bzw. nonzerebrale Generierung eines geringen Anteils der Variabilität angenommen werden. Dies scheint auch durch die Existenz einer Restvariabilität nach orthotoper Herztransplantation bestätigt (Schwarz et al. 1987, 1988).

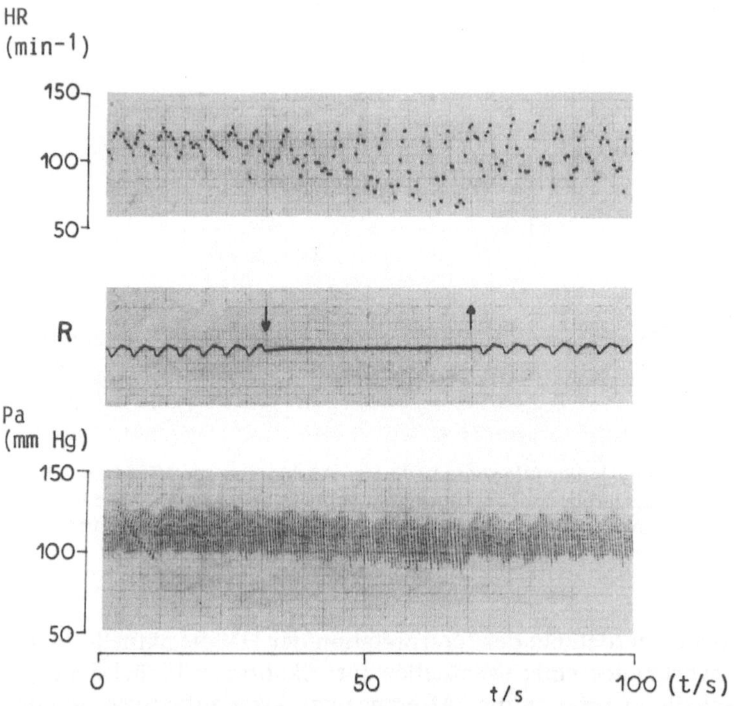

Abb. 25. Momentanherzfrequenz *(HR)*, Atmung *(R)* und arterieller Druck *(p$_a$)* während α-Chloraloseanästhesie, maschineller Ventilation und Muskelrelaxation mit Suxamethonium: Durchlaufen der HV während des Beamtungsstopps [Beginn und Ende mit Pfeilen (↓,↑) markiert]

Abb. 27. Momentanherzfrequenz *(HR)*, Impedanzrespirogramm *(R)* und arterieller Blut- ▶ druck *(p$_a$)* nach Durchtrennung zwischen Pons und Medulla; Sinusarrhythmie gedämpft

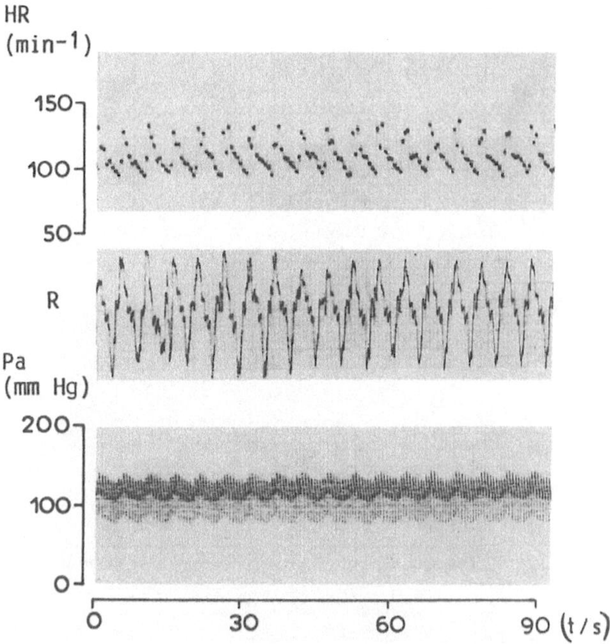

Abb. 26. Momentanfrequenz *(HR)*, Impedanzrespirogramm *(R)* und arterieller Blutdruck *(p_a)* nach Hirnstammdurchtrennung zwischen Mittelhorn und Pons; Sinusarrhythmie verstärkt

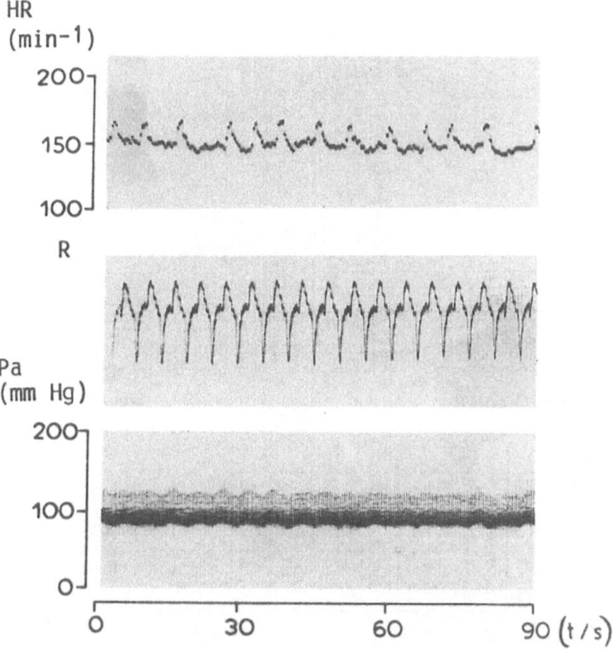

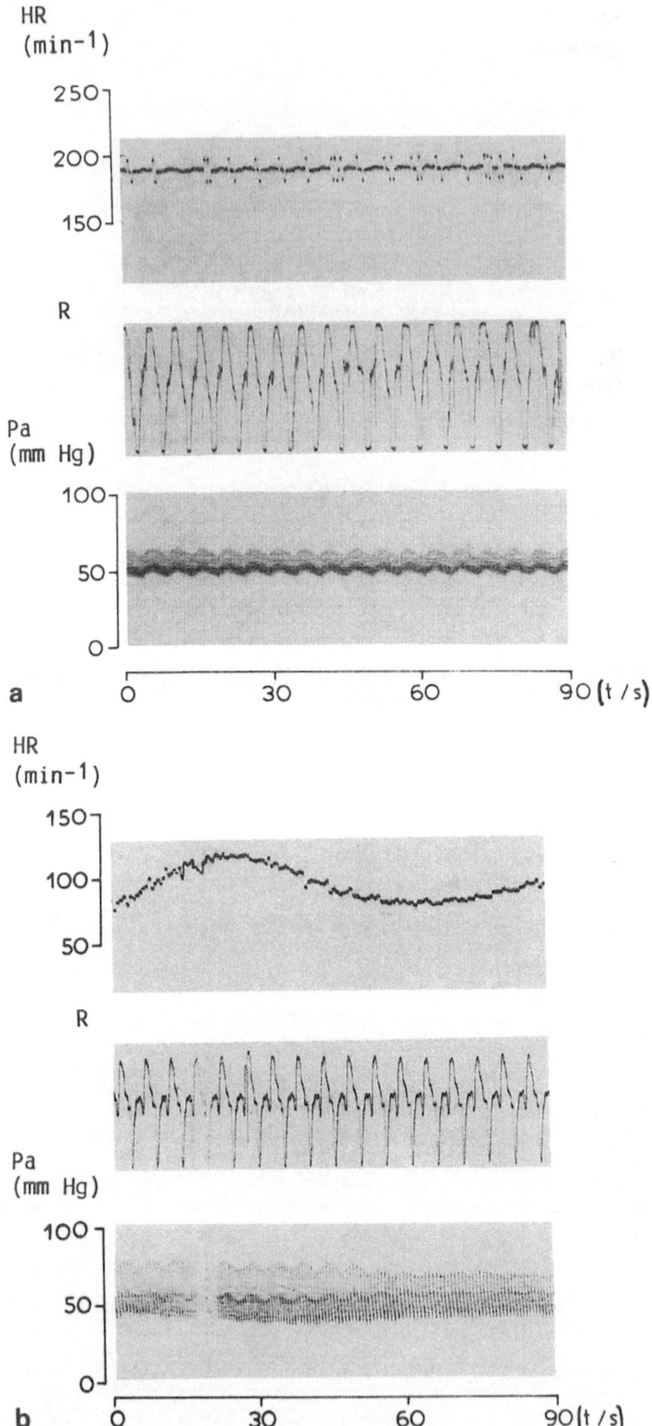

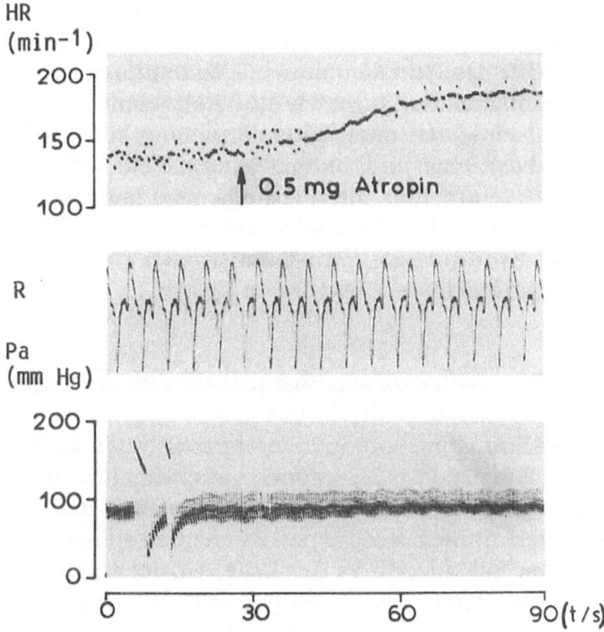

Abb. 29. Wie bei Abb. 28, Schnitt in derselben Höhe; erhaltene Restamplituden nach Atropingabe

Ösophaguskontraktilität

Die Messung der Kontraktilität des unteren Ösophagus eröffnet die Möglichkeit, die Narkosetiefe bei anästhesierten und relaxierten Patienten zu bewerten (Evans et al. 1984). Registriert wird dabei die provozierte (peristaltische) und spontane (nonpropulsive) Aktivität des Ösophagus. Das Instrumentarium besteht aus einer Ösophagussonde mit einem mit Kochsalzlösung gefüllten distalen Ballon als Drucksensor und einem weiteren pneumatisch aufblasbaren Ballon zur Provokation der Ösophaguskontraktilität; diese Sonde ist an eine Drucküberwachungseinheit angeschlossen. In einer Studie an 16 Patienten mit Schädel-Hirn-Trauma unter neuromuskulärer Blockade mit Pancuronium beobachteten Sinclair u. Suter (1987) bei 5 Patienten das Fehlen spontaner Ösophaguskontraktilität; in jedem Fall lag bei letzteren die Diagnose des Hirnstammtodes vor. Die provozierte Aktivität blieb bei allen Untersuchten erhalten. Zugrundegelegt wird diesem Verhalten die vegetative Versor-

◄ **Abb. 28. a** Wie bei Abb. 27, Schnitt allerdings in Höhe des rostralen Anteils des Nucleus tractus solitarii und des Nucleus dorsalis vagi; massive HV-Dämpfung; plötzliche Herzratenschritte synchron zur Beatmung. **b** wie bei **a,** aber langsames sinusoidales HV-Muster gung des aus glatter Muskulatur aufgebauten distalen Ösophagus. Über vagale Afferenzen und Efferenzen findet der Plexus oesophageus zum vagalen Kerngebiet des Hirnstammes eine Verbindung, deren Intaktheit für das Bestehen spontaner ösophagealer Aktivität verantwortlich ist; der genaue Steuermechanismus, der unter Miteinbeziehung höherer kortikaler Strukturen Einflüsse akustischer und anderer externer Stimuli auf die Induktion spontaner Aktivität verarbeitet, gilt allerdings als unbekannt. Die Beurteilung der Ösophaguskontraktilität scheint jedenfalls im Rahmen der Hirntoddiagnostik als Funktionsprüfung des Hirnstammes auch unter dem Einfluß von Muskelrelaxanzien brauchbare Hinweise zu liefern.

Vegetative und motorische Reaktionen während Organentnahmen

Bei der Entnahme von Spenderorganen treten kardiovaskuläre Antworten sowie auch muskuläre Reaktionen auf und imitieren ein schmerzstimulationsbezogenes Verhalten, wie es bei lebenden Patienten beobachtet wird. Diese Abläufe sind ähnlich wie die persistierenden spinalen Reflexe bzw. spinalen motorischen Schablonen in der Lage, Unsicherheit bei der Beurteilung des tatsächlichen Status des Organspenders auszulösen.

Operationsstimuli können zu Anstiegen der arteriellen Drücke und Herzfrequenz führen (Wetzell et al. 1985; Conci et al. 1986); die signifikantesten Veränderungen zeigen sich beim Hautschnitt (Abb. 30), der Eröffnung des Peritoneums und Präparation bzw. Ligieren größerer Arterienstämme. Aber auch chirurgische Manipulationen im subxiphoidalen pleurafreien Dreieck, Thermokoagulation des Periosts des Sternums und Präparation peritonealer Verwachsungen können von Blutdruckantworten begleitet sein.

Die sog. „kalte Perfusion" der zu entnehmenden Organe in situ mittels Euro-Collins-Lösung (4 °C; Glukose 3,5 % und Elektrolytzusätze) führt im Einzelfall ebenfalls zu signifikanten Anstiegen des Blutdruckes (systolisch bis 215 mm Hg; W. Kröll, 1988, persönliche Mitteilung) und der Herzfrequenz (vgl. Abb. 31). Muskelkontraktionen, v. a. durch den direkten Stimulationseffekt des Diathermiemessers, sind ebenfalls häufig registrierte Reaktionen während der Explantation. Aufgrund dieser Phänomene umfaßt das anästhesiologische Management während Organentnahmen die Applikation von synthetischen Opioiden (Fentanyl) und nichtdepolarisierenden Muskelrelaxanzien (z. B. Pancuronium; Squifflet et al. 1986). Während Explantationen sind auch Begleitreaktionen an der Körperoberfläche zu beobachten. Sie erscheinen als generalisierte Rötungen der Haut des Gesichtes (Abb. 32) und/oder ausgeprägtes, profuses Schwitzen (Abb. 30, 32). Außer den physiologischen Mechanismen nozizeptiv induzierter Blutdruckantworten, die eine intakte Hirnstammaktivität (Vasomotorenzentrum) voraussetzen (Guyton 1976 a; Murphy 1986), gibt es offensichtlich Reflexabläufe, die den Hirnstamm nicht miteinbeziehen. Am klinischen Beispiel des kompletten hohen (zervikalen) Querschnittsyndroms, zeigen sich außer reflektorischen Massenbewegungen systemische Blutdruckanstiege auf unterschiedliche Schmerzreize. Mögliche

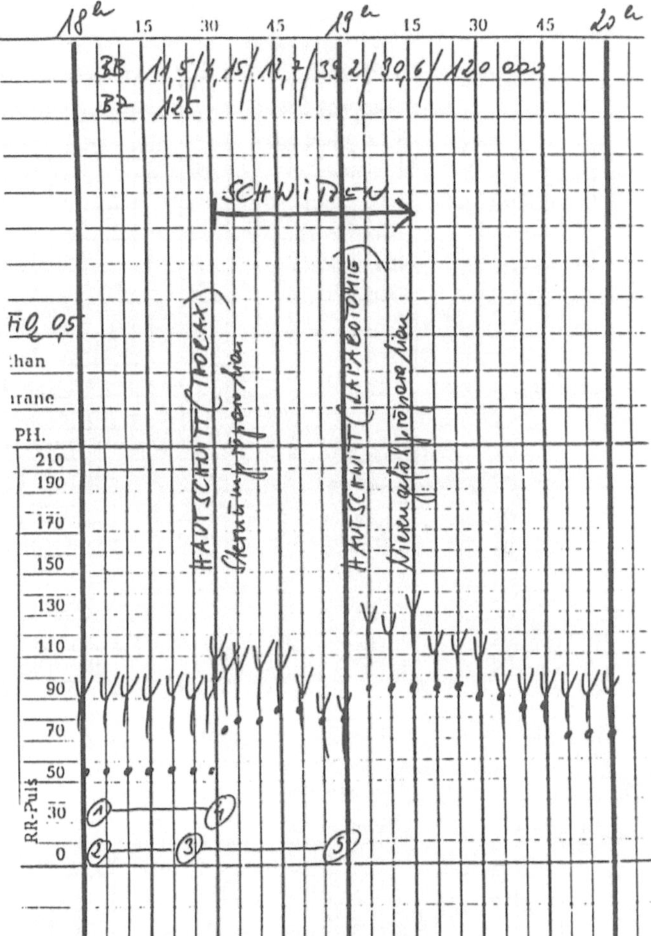

Abb. 30. Auszug aus dem Narkoseprotokoll während Multiorganentnahme (Herz, Leber, Nieren; 22 Jahre, m.). Blutdruck- und Herzfrequenzanstieg nach Hautschnitt für Thorakotomie (18.30) und Laparatomie (19.00); beachte auch das Auftreten von Schwitzen nach Hautschnitt

Mechanismen sind intakte spinale Reflexbögen zwischen Schmerzfasern und sympathisch mediierten Efferenzen. Schmerzinduzierte Blutdruckanstiege könnten evtl. auch humoraler Genese sein, im Sinne einer Aktivierung des Nebennierenmarks über spinale Reflexbögen (Naftchi et al. 1974; Guyton 1976 b). Die Effekte an der Körperoberfläche in Form von Hautrötung und Schweißsekretion während einer Organentnahme scheinen mit den von Johnson et al. (1975) bei Tetraplegien und hohen Paraplegien beschriebenen klinischen Zeichen autonomer Hyperreflexie vergleichbar.

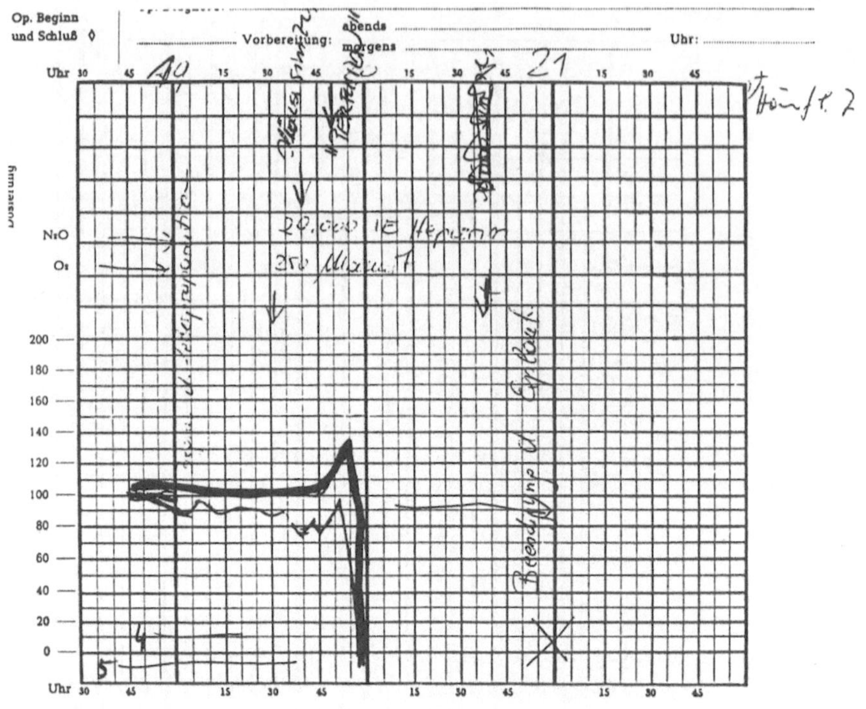

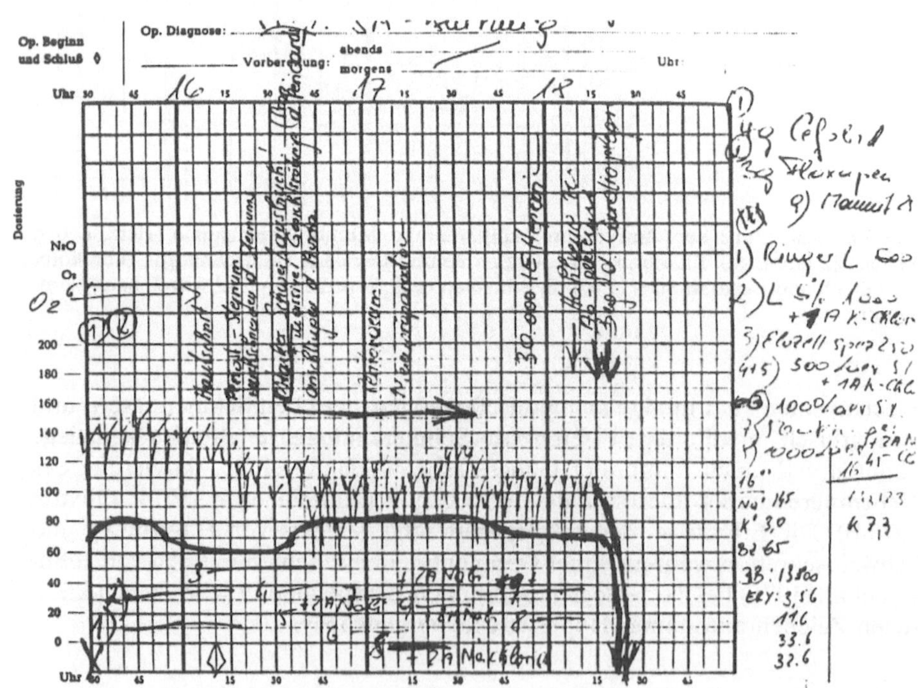

3.2.6 Klinische Tests

Atropintest

Die Wirkung des Atropins auf das Zentralnervensystem und die Herzfunktion unterliegt nach Bock (1981) komplexen Einflußmechanismen und äußert sich in einer Stimulation unterschiedlicher Hirnareale. Konsekutiv wird von einer fehlenden Reaktion in Form eines Herzfrequenzanstiegs nach Applikation einer entsprechenden Atropinmenge (2 mg i. v.) auf den Ausfall zentral gelegener vagaler Zentren geschlossen (Quakine u. Mercier 1985). Mit dem Atropintest steht somit eine Untersuchung zur Verfügung, die v. a. im Vorfeld der Hirntoddiagnostik Anwendung findet und auf die nicht verzichtet werden sollte; in diesen frühen Phasen der Exploration äußert sich nämlich eine zumindest partiell erhaltene Hirnfunktion außer in einer häufig insuffizienten Spontanatmung auch in einem positiven Atropintest (Angstwurm et al. 1985).

Karotissinusreflex und Bulbusdruck

Nach Druck auf den Bulbus bzw. Massage des Karotissinus wird beim Hirntod der Ausfall der vagal vermittelten kardialen Reflexantworten im Sinne einer Bradykardie erwartet (Kuhlendahl 1981; Kaste u. Palo 1981).

3.3 Apparative zerebrale Perfusions- und Funktionsdiagnostik

3.3.1 Zerebrale Angiographie

Der Nachweis des zerebralen Zirkulationsstillstands gilt für den Hirntod als beweisend (Wolff 1982).

Im deutschsprachigen Raum findet hierzu primär die beidseitige Serienangiographie der Hirngefäße Eingang in die offiziellen Entscheidungshilfen zur Feststellung des Hirntodes: Österreichische Sanitätsverwaltung (Aigner 1982); Wissenschaftlicher Beirat der Bundesärztekammer der BRD zur Frage der Kriterien des Hirntodes; Schweizerische Akademie der Medizinischen Wissenschaften (1983); Beiträge zum irreversiblen zerebralen Funktionsaus-

◄ **Abb. 31** *(oben).* Auszug aus dem Narkoseprotokoll während Multiorganentnahme (Nieren, Leber, Cornea, Beckenknochen; 29 Jahre, m.); zu beachten ist der signifikante Anstieg von Herzfrequenz und Blutdruck nach Einsetzen der „kalten Perfusion"

Abb. 32 *(unten).* Auszug aus dem Narkoseprotokoll während Multiorganentnahme (Nieren, Herz; 40 Jahre, m.); zu beachten ist der Hinweis auf das Auftreten eines starken Schweißausbruchs und massiver Gesichtsrötung zum Zeitpunkt der Präparation des Perikards (→)

fall in Psychiatrie, Neurologie und medizinischer Psychologie (DDR; s. Koch et al. 1981).

Die sog. Viergefäßangiographie nimmt somit v.a. eine klärende Funktion ein, wenn Umstände vorliegen, die eine Feststellung des eingetretenen irreversiblen Funktionsausfalls durch ein zusätzliches EEG als nicht ausreichend erscheinen lassen (Aigner 1982).

Gebräuchliche Verfahren sind die perkutane Angiographie der Hirngefäße und die zerebrale transfemorale Katheterangiographie (Aortenbogenangiographie).

Beim Hirntod sind im Karotis- und Vertebralisangiogramm Zirkulationsunterbrechungen der A. carotis interna im Siphonbereich oder an der Schädelbasis sowie in der A. basilaris oder vertebralis am atlantookzipitalen Übergang beweiskräftige Befunde (Büchler et al. 1973). Eine differenzierte Interpretation ist jedoch dann erforderlich, wenn dieses bildgebende Verfahren nicht die eben beschriebenen eindeutigen Muster liefert (Steinbereithner 1969; Scherzer u. Pendl 1973; Büchler et al. 1973; Pendl 1986). Trotz des hohen Aussagewertes der zerebralen Angiographie gibt es kritische Einwände. Diese bestehen zum einen darin, daß in aller Regel die erforderlichen Einrichtungen außerhalb der Intensivpflegeeinheiten liegen und somit alle Risiken eines Transportes eingegangen werden müssen. In diesem Zusammenhang ist darauf zu verweisen, daß für ausreichende Volumenersatzmittel und ggf. Perfusoren (Batteriebetrieb) zur Applikation von Katecholaminen vorgesorgt wird. Dies ist um so mehr zu beachten, als für die Evaluierung der angiographischen Darstellung ein minimaler systolischer Blutdruck von 80 mm Hg (Wolff 1982) erforderlich ist: Besteht während der Untersuchung ein Blutdruckabfall, kann angiographisch ein Zirkulationsstopp vorliegen; nach Anhebung des systemischen Blutdruckes ist es dann allerdings möglich, daß ein mäßig erhöhter Schädelinnendruck überwunden wird und eine Darstellung der intrakraniellen Gefäße eintritt (Kramer 1973b). Zugleich soll auch an die Neurotoxizität des Kontrastmittels erinnert werden: latente Störungen der Blut-Hirn-Schranke können in eine manifeste übergeführt werden; außerdem ist ein Austritt in das Gehirngewebe aufgrund der hohen Osmolarität und Lipoidlöslichkeit möglich (Kretschmar u. Wende 1979; Pendl 1986). Einzelfälle – wie die fehlende Gefäßdarstellung ohne die klinischen Zeichen des Hirntodes bei erhöhtem intrakraniellen Druck (Rupprecht u. Scherzer 1963; Agnoli et al. 1970) oder bei Patienten mit minimalem neurologischem Defizit (Doniger 1963), präexistenten Gefäßanomalien (Wrigley et al. 1967; Pendl 1986) oder thrombembolischen Gefäßverschlüssen – weisen auf die Probleme bei der Interpretation angiographischer Untersuchungen hin. Die Darstellung intrakranieller Gefäßbezirke nach operativer (Scherzer u. Pendl 1973) und medikamentöser (Fritsche 1979) sowie traumatischer (Schädelfraktur; Alvarez et al. 1988) Entlastung des intrakraniellen Druckes bei gleichzeitig vorliegenden klinischen und elektrophysiologischen Zeichen des Hirntodes ist ebenfalls Gegenstand kritischer Auseinandersetzungen. Da auch technische Fehler unterschiedlicher Art möglich sind (falsche Plazierung der Nadel, Gefäßspasmen nach Applikation des Kontrastmittels in die Gefäßwand, Überdruckinjektion etc.) erscheint die Forderung von Pendl (1986) als sehr berechtigt, daß diese Untersuchung v. a. bei der Fragestellung „Hirntod" nur von einem in diesem Verfahren versierten Arzt durchgeführt wird.

Die digitale Subtraktionsangiographie (DSA) ist eine Untersuchung, die mit geringerem Zeit- und Personalaufwand rasch und technisch vergleichsweise einfach eine Beurteilung der zerebralen Durchblutung zuläßt (Gomes u. Hallinan 1983; Vatne et al. 1985). Da bei intravenöser Kontrastmittelgabe aus dem Fehlen der Darstellung der brachiozephalen Gefäße nicht mit hinreichender Zuverlässigkeit durch Abhängigkeiten vom kardialen Auswurfvolumen, Herzfrequenz etc. auf einen intrazerebralen Zirkulationsstillstand geschlossen werden kann, sollte nur die arterielle DSA der konventionellen Angiographie gleichgesetzt werden (Bundesärztekammer 1986).

3.3.2 Isotopenuntersuchung

Unter den Isotopenuntersuchungen wie beispielsweise der Xenon- oder Hydrogenclearance hat die Isotopenangiographie (Bundesärztekammer 1986) bei der Hirntoddiagnostik die größte Bedeutung erlangt.

Der wesentliche Fortschritt liegt dabei in der Entwicklung von „portable-systems" (mobile Gammakamera) die eine bettseitige Anwendung zuläßt (Kricheff et al. 1975; Goodman et al. 1985; Kuni u. Rogge 1986). Nach i.v.-Verabreichung radioaktiver Substanzen (z. B. 99 Technetium evtl. gebunden an lipophile Komplexe) (Galakse und Schober 1988) wird der Eintritt des Markers über die Hirngefäße festgestellt bzw. ausgeschlossen. Als zusätzliche Vorteile gelten die Wiederholbarkeit der Untersuchung und die kurze Auswertungszeit von wenigen Minuten (Galakse u. Schober 1988; Schrader et al. 1973). Nach Schrader et al. (1973) ist eine Erfassung der Perfusionsbedingungen in supratentoriellen und nach entsprechender Einstellung der Gammakamera auch im infratentoriellen Bereich möglich. Link et al. (1988) hingegen bestätigt die Untersuchungsergebnisse von Brill et al. (1985), wonach die Beurteilung der Durchblutung der Strukturen in der Fossa posterior nicht möglich sei und somit eine Gleichwertigkeit mit der Angiographie nicht postuliert werden kann. Aufgrund des möglichen massiven Reflux in die V. jugularis und in den duralen Sinus beim klinischen Bild des Hirntodes stellen Lee et al. (1987) und Shore et al. (1988) fest, daß die fehlende Darstellung des Sinus sagittalis mittels Szintigraphie nicht als bestätigendes Kriterium für den Hirntod gefordert werden sollte.

3.3.3 Transkranielle Doppler-Sonographie

Die Doppler-sonographischen Flußgeschwindigkeitsprofile zeigen in Abhängigkeit vom Hirndruck typische Änderungen (Hassler et al. 1988; Hassler u. Zentner 1988): der hohe Strömungswiderstand zeigt sich in einer zunehmenden Reduktion der diastolischen Flußgeschwindigkeit (Abb. 33) bis hin auf

Null- und Negativwerte. Liegt der Hirndruck über dem diastolischen Blutdruck, kommt es zu einem Rückfluß in der Diastole. Ein zerebraler Kreislaufstillstand liegt vor, wenn der systolische Einfluß dem diastolischen Rückfluß entspricht. Bei länger bestehendem zerebralem Kreislaufstillstand kommt es zu einer Verlegung der zerebralen Gefäßstrombahnen, so daß die Doppler-Signale schließlich verschwinden. Diese Doppler-Befunde korrelieren mit den Befunden der Angiographie: besteht ein angiographisch nachweisbarer funktioneller Kreislaufstillstand, kommen 3 typische Doppler-Befunde zur Beobachtung, nämlich systolische „Spikes" (Abb. 34), Pendelfluß (Abb. 35 und 36) oder ein Fehlen der Signale. Diese unterschiedlichen Befunde hängen bei einem bereits bestehenden Kreislaufstillstand vom Ausmaß des noch offenen Gefäßstrombettes ab. Pendelfluß ist bei spärlicher Füllung intrakranieller Gefäße (Bildserien nach 14 s) ableitbar. Füllt sich die A. carotis interna bis zum Siphon oder Felsenbein, sind in den meisten Fällen Spikes nachweisbar. Bei Abbruch der Kontrastmittelsäule in Höhe der Karotisbifurkation ist kein Signal nachweisbar. Ähnliche Befunde lassen sich im vertebrobasilären Bereich finden. Bricht die Kontrastmittelsäule der A. vertebralis im Bereich der oberen Halswirbelsäule ab, ist meist kein Signal von der A. basilaris ableitbar. Füllt sich die A. basilaris noch bis zum Klivus oder Dorsum sellae, sind meist systolische Spikes registrierbar. Bei spärlicher Füllung der A. cerebri posterior (nach 14 s) besteht meist ein Pendelfluß. In keinem Falle

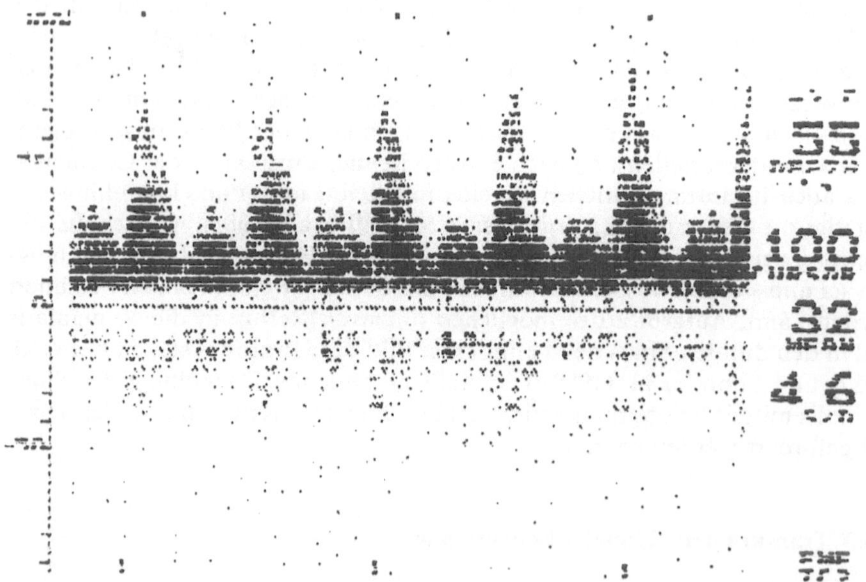

Abb. 33. Transkranielle Doppler-Sonographie (transtemporal von A. cerebri media). Akutes Mittelhirnsyndrom IV nach Schädel-Hirn-Trauma (35 Jahre, m.). Erhaltene zerebrale Perfusion mit Zeichen erhöhten intrakraniellen Drucks (verminderte diastolische Strömungsgeschwindigkeit)

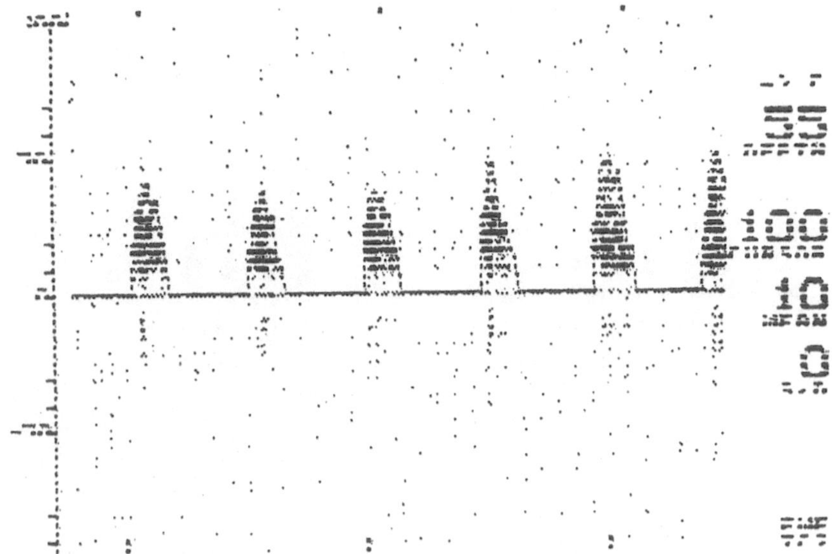

Abb. 34. Transkranielle Doppler-Sonographie (transtemporal von A. cerebri media). Hirntod; derselbe Patient wie in Abb. 33. „Spikes": systolische Restperfusion bei diastolischem Nullfluß

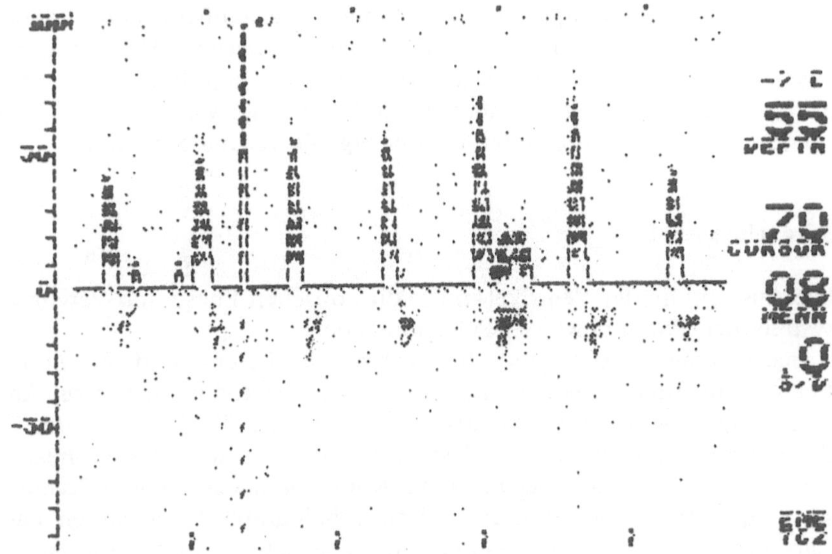

Abb. 35. Transkranielle Doppler-Sonographie (transtemporal von A. cerebri media). Zervikales Lymphom, malignes Hirnödem, Hirntod (29 Jahre, w.). Pendelfluß: systolische Spikes und Umkehrung der Strömungsrichtung während der Diastole als Ausdruck eines funktionellen Kreislaufstillstandes

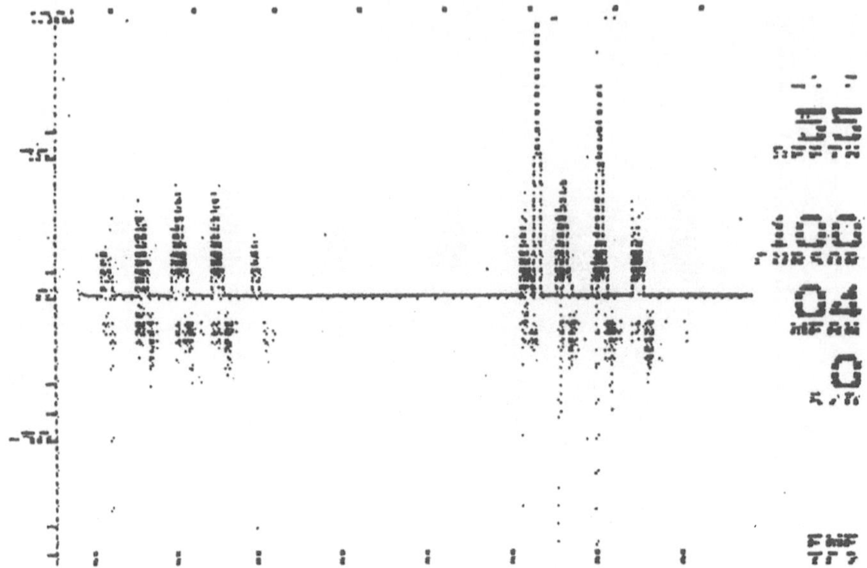

Abb. 36. Transkranielle Doppler-Sonographie (transorbital vom Karotissiphon). Intrazerebrale Blutung, Hirntod (30 Jahre, m.). Pendelfluß wie in Abb. 35, jedoch mit vollständigem Stillstand der Blutsäule während der inspiratorischen Phase der kontrollierten Beatmung

eines Doppler-sonographischen zerebralen Kreislaufstillstands konnte bislang angiographisch eine Perfusion beobachtet werden (Hassler u. Zentner 1988). Allerdings darf ein negativer Doppler-sonographischer Erstbefund nicht als intrakranieller Kreislaufstillstand bewertet werden, da ein ungenügendes Schallfenster die Ableitung der Signale verhindern kann.

3.3.4 Ultraschall

Die Ausweitung der Ventrikel in der diastolischen Phase und Verengung der systolischen Phase bewirken Pulsationsechos.

Beurteilungskriterien sind die Anstiegzeit, Latenz und Amplitude des Echosignals. Im terminalen Stadium vor dem Hirntod kommt es zur Amplitudenzunahme bei verkürzter Anstiegzeit des Echos. Nach Eintritt des Hirntodes flachen die Kurven ab und verschwinden letztlich. Das Vorliegen eines Tumors ist allerdings in der Lage, das Mittellinienecho nicht auftreten zu lassen (Pendl 1986). Bei klinisch und enzephalographisch hirntoten Patienten schwinden Pulsationsechos intrakranieller Strukturen bis zu 6 h nach Verifizierung der Diagnose (Oka et al. 1971).

Insgesamt ist das Ultraschallverfahren wegen des unterschiedlichen individuellen Handlings und der notwendigen großen Erfahrung in der Gerätehandhabung problematisch.

3.3.5 Intrakranieller Druck

Die intrakranielle Druckmessung ist wohl aufgrund ihrer Invasivität als obligatorische Untersuchung zur Bestimmung des Hirntodes nicht realisierbar; sie ist jedoch, wenn sie vorhanden ist, ein sehr wertvoller Parameter bei der Verlaufsuntersuchung und Dokumentation.

Erreicht bzw. übersteigt der intrakranielle Druck den arteriellen Druck und erlöschen die rhythmischen Liquorpulskurven (vgl. auch Abb. 5) für mindestens 20 min, kann dies als Hirntodzeichen bewertet werden (Schweizerische Akademie 1983).

Andererseits erscheint wegen meßtechnischer Probleme und uneinheitlichen Druckverhaltens (z. B. epidural vs. ventrikulär; Frowein et al. 1987a) der intrakranielle Druck derzeit noch nicht als ausreichend zuverlässiges und empfohlenes Verfahren zur Hirntoddiagnostik.

3.3.6 Computertomographie

Die Computertomograhie des Gehirnschädels liefert durchweg nur die Abklärung der zum Hirntod führenden Pathomorphologie. Im Vorfeld des Hirntodes sind im eigenen Patientenkollektiv (n = 37) – wie aus dem pathophysiologischen Ablauf auch zu erwarten – die Hirnschwellung/Hirnödem und Herniationszeichen (vgl. Abb. 37 a–d) die häufigsten Befunde (Abb. 38).

Etwaige Zeichen in Form akuter querschnittserfassender Hypodensität des Hirnstammes (Laun et al. 1985) oder Kontrastmittelextravasate im Subarachnoidalraum (Hillesheimer u. Schumacher 1985) reichen jedoch nicht aus, um zweifelsfrei die Diagnose eines irreversiblen zerebralen Kreislaufstillstands stellen zu können. Die Kontrastmittelbolustechnik mit fehlendem Enhancement von Gefäß- und Parenchymstrukturen gewährt noch am ehesten verwertbare Ergebnisse (Arnold et al. 1981; Planitzer et al. 1985).

3.3.7 Elektrophysiologische Untersuchungen des Gehirns

Elektroenzephalographie

Bei Eintritt des Hirntodes besteht eine hirnelektrische Inaktivität („isoelektrisches EEG", „Nullinien-EEG"). Der Schluß aber, ein Nullinien-EEG beweise den Hirntod, ist nicht zulässig, denn zentral wirksame Pharmaka (z. B. Barbiturate; Bird u. Plum 1968) Etomidat (Abb. 62) Tranquilizer (Meprobamat, Benzodiazepine), Trichloräthylen (Powner 1976), Hypothermie (Prior 1980), Ischämie (Tentler et al. 1957), Sauerstoffmangel (Bushart u. Rittmayer 1969), metabolische Entgleisungen (z. B. Coma hepaticum; Walker 1977) können im EEG für eine mehr oder weniger lange Zeit eine Aktivität kortikaler Herkunft unterdrücken. In der Folge liegt gegebenenfalls eine Erholung unterschiedlichen Ausmaßes im Bereich des Möglichen (Tentler et al. 1957;

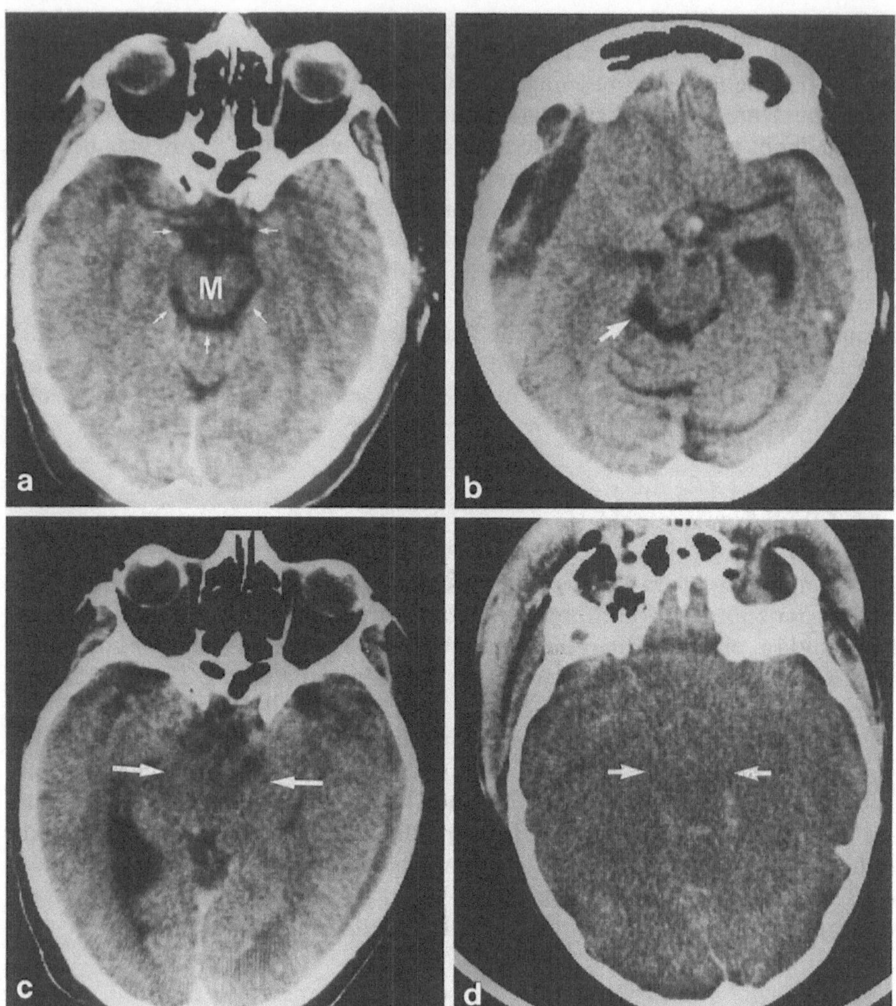

Abb. 37 a–d. Charakteristische Muster im CT während verschiedener Entwicklungsphasen zum Hirntod im Vergleich zum Normalbefund. **a** Normale Anatomie; die perimesenzephalen Zisternen entfaltet *(Pfeile); M* Mittelhirn. **b** Transtentorielle Herniation bei einseitiger Raumforderung. Frühstadium: Ausweitung der ipsilateralen *(Pfeil)* und Einengung der kontralateralen Zisterna ambiens. **c** Transtentorielle Herniation: weitgehende Obliteration der perimesenzephalen Zisternen, der Hirnstamm deformiert *(Pfeile).* **d** Transtentorielle Herniation bei massivem Hirnödem; vollständige Obliteration der perimesenzephalen Zisterne *(Pfeile)*

Bird u. Plum 1968; Bushart u. Rittmayer 1969; Brierley et al. 1971; Green u. Lauber 1972; Ashwal u. Schneider 1979).

An dieser Stelle sei das „komplette apallische Syndrom" angeführt, welches vom Hirntod abzugrenzen ist; dieses Syndrom wird definiert durch Vorliegen einer Nullinie im EEG bei gleichzeitig stabilen vegetativen Funktio-

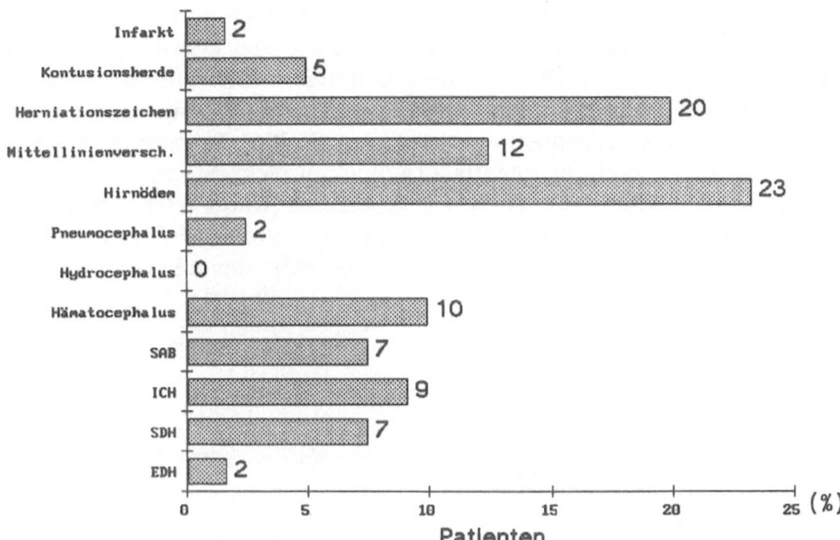

Abb. 38. Prozentuale Verteilung der CT/NMR-Befunde vor Eintreten (6–48 h) des Hirntodes

nen, insbesondere der erhaltenen Spontanatmung und Andauern dieses Syndroms über mehr als 72 h; die Prognose wird nach bisherigen Erfahrungen als ungünstig erachtet (Biniek et al. 1985).

Wenngleich widersprüchliche Ansichten über die Wertigkeit des EEG (Pallis u. McGillivray 1980; Jennett et al. 1981; Ashwal u. Schneider 1979) und seiner krankheitsspezifischen sowie pharmakologischen Einschränkungen bestehen, kommt dem kritischen Einsatz doch eine entscheidende Überwachungs- und Dokumentationsfunktion zu (Nau et al. 1987; McPeck et al. 1981; Prior 1980). Solang noch Potentiale abgeleitet werden können, hat man trotz entsprechender Klinik einen Sterbenden, nicht aber einen Hirntoten vor sich; erst bei Vorliegen eines isoelektrischen EEG kann die Diskussion über den Hirntod eine entscheidende Grundlage erhalten (Kubicki u. Schoppenhorst 1973).

Für die adäquate Ableitung ist die Einhaltung der präzise formulierten und standardisierten Anforderungen erforderlich (Kugler 1981):

– artefaktfreie, mindestens 30 min dauernde mehrmalige Kontrollen;
– Zeitkonstante 0,3 s und zwischenzeitlich 1 s;
– Filter 70 c/s;
– Verstärkung 12–14 mm/50 µV und 20 mm/50 µV;
– Elektrodenabstand 8–10 cm;
– Elektrodenwiderstand < 10 kΩ;
– synchrone EKG- und EMG-Registrierung;
– Funktionstests der Verstärker durch willentlich ausgelöste Artefakte;
– Stimulation durch Flimmerlicht, Schmerzreiz etc.;
– ärztliche Überwachung während der Ableitungen.

Diese Forderungen sind allerdings unter den Bedingungen, die an einer Intensivstation vorherrschen, oft genug nur schwer oder überhaupt nicht erfüllbar. Artefakte durch Wechselstromeinstreuungen (z. B. Monitore, Infusionspumpen etc.) (Egol u. Guntupalli 1983; Pendl 1986), Manipulationen am Patienten (Kubicki u. Schoppenhorst 1973; Pendl 1986), Beatmung (Pendl 1986; Wee 1986), Muskelaktionspotentiale (Kubicki u. Schoppenhorst 1973), kapazitive Störungen (Bewegungen von Personen im Raum oder Schwingen von Elektrodenkabel) sind in der Lage, die Interpretation des EEG nicht unerheblich zu erschweren. Das Elektrokardiogramm stört das EEG in etwa 75% im

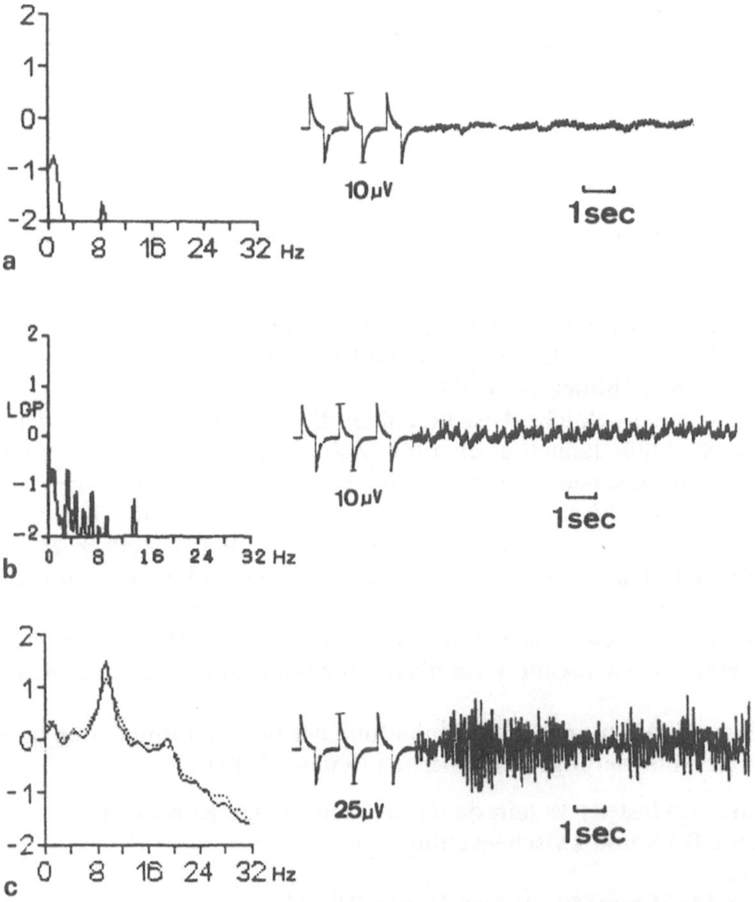

Abb. 39a–c. Gegenüberstellung von nativem EEG *(rechts)* und logarithmischem Leistungsspektrum *(links)* beim Hirntod (a und b); vergleiche dazu das Kurvenbild eines gesunden Probanden (c). (*LGP* logarithmische Leistungsskala in $\mu V^2/Hz$, dargestellter Bereich: 10^2– 10^{-2} $\mu V^2/Hz$). a Hirnelektrische Stille (Amplitude <2 μV), b EEG durch EKG-Einstreuung gestört; im Gegensatz zum nativen EEG kann das sägezahnartige Artefaktmuster in der Spektralanalyse nicht eindeutig dem EKG zugeordnet werden. c Normaler Kurvenverlauf beim Probanden als Vergleich

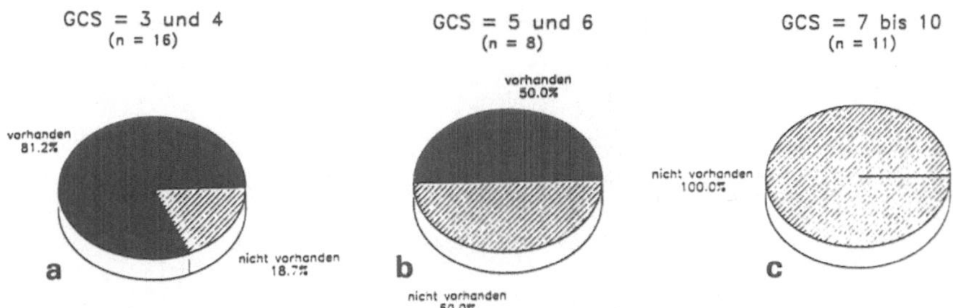

Abb. 40a–c. Prozentuale Verteilung des Auftretens von EKG-Artefakten im EEG komatöser Patienten (n = 35); beachte den Unterschied zwischen den einzelnen Klassifikationsgruppen nach dem Glasgow Coma Score *(GCS)*

Falle des Hirntodes (Kubicki u. Schoppenhorst 1973). Die Problematik bei der Interpretation eines durch das EKG gestörten EEG liegt u. a. darin, daß Extrasystolen in der Lage sind, Bursts vorzutäuschen; umgekehrt können jedoch unter EKG-Artefakten echte Bursts verborgen sein (Kubicki u. Schoppenhorst 1973). EEG-Aufzeichnungen in Form logarithmischer Leistungsspektren erhalten beim Hirntod durch EKG-Einstreuungen vielfach die Gestalt eines „Sägezahnmusters" und lassen eine brauchbare Bewertung der hirnelektrischen Aktivität nicht zu (Abb. 39 a, b). Vergleicht man die Häufigkeit des Auftretens von EKG-Artefakten im EEG mit unterschiedlichen klinischen Zustandsbildern bei bewußtseinsgestörten Patienten, nach dem von Teasdale u. Jennett (1976) beschriebenen Glasgow Coma Score (3–4, 5–6, 7–10) klassifiziert, zeigt sich das häufigste Vorkommen in jener Gruppe, welche neurologisch die schwerste Verlaufsform repräsentiert (Abb. 40 a–c).

Aber auch das von den oben erwähnten Begleiterscheinungen unbeeinflußte isoelektrische EEG bedarf einer differenzierten Betrachtung. In Einzelfällen ist eine Dissoziation von Apnoe und Null-EEG möglich. So kann bei primären supratentoriellen Hirnschäden eine hirnelektrische Inaktivität dem Eintreten des Atemstillstands um Stunden vorangehen. In Fällen primärer infratentorieller Hirnschädigungen vermag die Apnoe und Hirnstammareflexie dem isoelektrischen EEG vorauszugehen (Frowein et al. 1987a); 2 Fallberichte sollen den Wert der EEG-Diagnostik bei primärer Hirnstammläsion bestätigen und die Notwendigkeit einer EEG-Registrierung für die Abklärung eines sog. „isolierten Hirnstammtodes" dokumentieren.

Fallbeispiel Nr. 2

Eine 54jährige Patientin zeigte im Verlaufe einer „overwhelming postsplenectomy infection" (fulminante Pneumokokkensepsis, disseminierte intravasale Gerinnung, Koma) am 9. Behandlungstag klinisch eine Hirnstammareflexie, Apnoe, keine Spontanmotorik und keine Reaktionen auf schmerzhafte Stimuli. Zu diesem Zeitpunkt waren die akustisch evozierten Hirnstammpotentiale und späten somatosensorisch evozierten Potentiale ausgelöscht (Abb. 41), während eine reduzierte spontane Aktivität in EEG-Leistungsspektren zur Darstellung kam (Abb. 42 a, b). Erst einen Tag später lag ein isoelektrisches Hirnstrombild als Hinweis

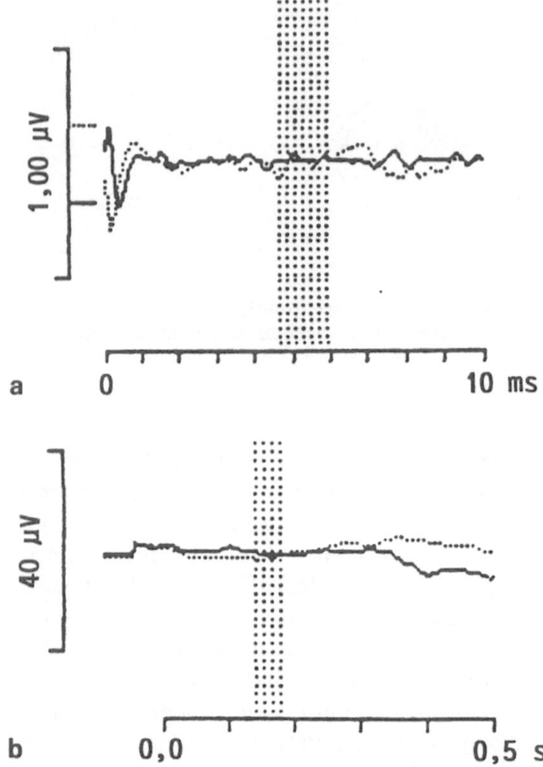

Abb. 41 a, b. Evozierte Potentiale bei isoliertem Hirnstammtod (54 Jahre, w.); **a** akustisch evozierte Hirnstammpotentiale (BAEP) nicht nachweisbar; **b** somatosensorisch evozierte Potentiale am Vertex nicht ableitbar

auf einen nachfolgenden Verlust auch der Großhirnfunktion vor. Der akute Verlauf machte eine neurochirurgische Intervention unmöglich. Die Patientin starb am selben Tag mit den Zeichen einer Kreislaufparalyse. Als herausragenden Befund erbrachte die Obduktion eine umschriebene Kleinhirnmassenblutung (Abb. 43), welche offensichtlich die Ursache des isolierten Hirnstammtodes war.

Fallbeispiel Nr. 3

Ein 73jähriger Patient erlitt im Rahmen eines Verkehrsunfalls eine Ruptur eines lumbalen Aortenaneurysmas, das chirurgisch versorgt werden konnte. Am 16. postoperativen Tag entwickelte sich ein komatöses Zustandsbild, das dann sehr rasch von einer Hirnstammareflexie, fehlender Spontanmotorik, aufgehobener Schmerzreaktivität und Apnoe begleitet war. Kontinuierliche polygraphische Aufzeichnungen der Hirnaktivität ergaben den Nachweis einer erhaltenen kortikalen Spontanaktivität (EEG-Spektralanalyse) während akustisch evozierte Hirnstammpotentiale und frühe kortikale SEP nicht nachweisbar waren (Abb. 44); 12 h später starb der Patient mit den Zeichen einer Herz-Kreislauf-Insuffizienz.

Bei der Obduktion zeigte sich eine großflächige Subarachnoidalblutung im Bereich der hinteren Schädelgrube und des Hirnstamms (Abb. 45 a); es lag ein rupturiertes Aneurysma der A. basilaris vor (Abb. 45 b).

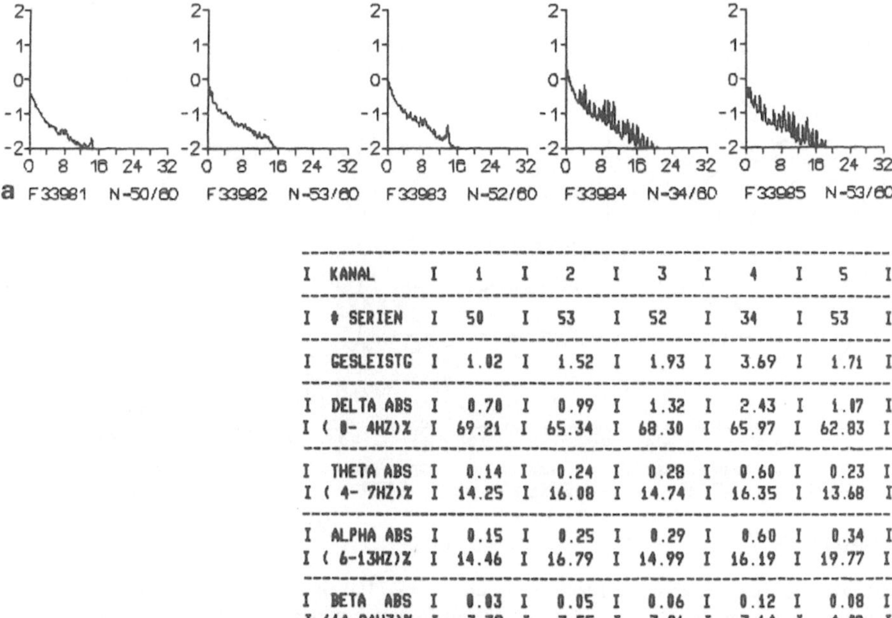

I KANAL	I	1	I	2	I	3	I	4	I	5	I
I # SERIEN	I	50	I	53	I	52	I	34	I	53	I
I GESLEISTG	I	1.02	I	1.52	I	1.93	I	3.69	I	1.71	I
I DELTA ABS	I	0.70	I	0.99	I	1.32	I	2.43	I	1.07	I
I (0- 4HZ)%	I	69.21	I	65.34	I	68.30	I	65.97	I	62.83	I
I THETA ABS	I	0.14	I	0.24	I	0.28	I	0.60	I	0.23	I
I (4- 7HZ)%	I	14.25	I	16.08	I	14.74	I	16.35	I	13.68	I
I ALPHA ABS	I	0.15	I	0.25	I	0.29	I	0.60	I	0.34	I
I (6-13HZ)%	I	14.46	I	16.79	I	14.99	I	16.19	I	19.77	I
I BETA ABS	I	0.03	I	0.05	I	0.06	I	0.12	I	0.08	I
I (14-24HZ)%	I	3.32	I	3.55	I	3.26	I	3.14	I	4.02	I

b

Abb. 42. a EEG-Restaktivität (EEG-Spektralanalyse) über allen Ableitungen. **b** Numerische Wiedergabe der Aktivität in den einzelnen Frequenzbändern (absolut und prozentual) mit einem Maximum im Bandbereich zwischen 0–4 Hz und Gesamtleistungen (*GESLEISTG;* Auszug aus Originalprotokoll)

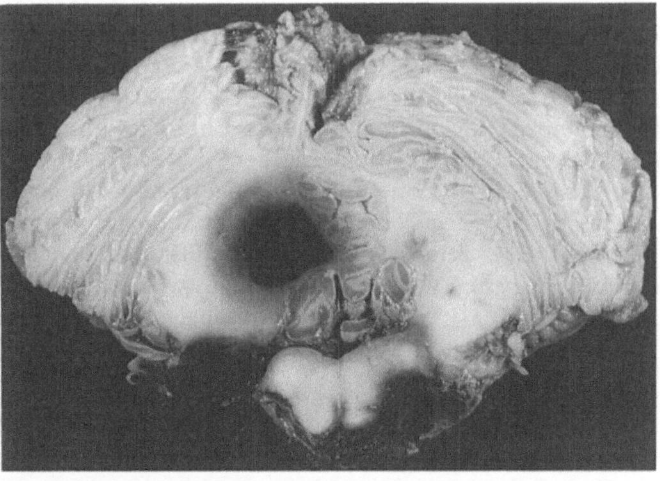

Abb. 43. Umschriebene linksseitige Kleinhirnmassenblutung

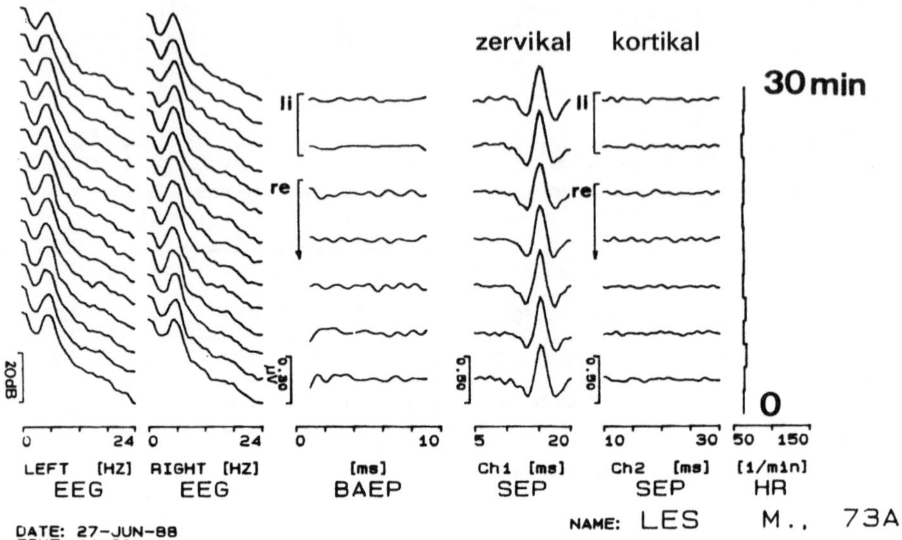

Abb. 44. Multiparametrisches Monitoring an einem 73jährigen komatösen Patienten.
Von *links* nach *rechts:* EEG-Leistungsspektren (logarithmierte Darstellung) der linken und
rechten Hemisphäre; akustisch evozierte Hirnstammpotentiale *(BAEP)* nach rechts- *(re)* und
linksseitiger *(li)* monauraler Stimulation und ipsilateraler Ableitung; zervikale und frühe
kortikale somatosensorisch evozierte Potentiale *(SEP)* und Herzrate *(HR).* Im EEG ist beidseitig ein ausgeprägter Peak bei 6 Hz zu finden. Bei den evozierten Potentialen finden sich
lediglich zervikal eine Komponente bei 15 ms. Alle anderen Komponenten sind ausgelöscht

Mit dem Hinweis hirnelektrischer Aktivität im EEG kann außerdem im Falle
einer fulminanten demyelinisierenden Polyradikuloneuropathie, welche klinisch den Hirntod vorzutäuschen vermag, eine differentialdiagnostische Abklärung erfolgen (Drury et al. 1987). Ein ungewöhnliches EEG-Phänomen ist
das Wiederauftreten hirnelektrischer Aktivität nach Applikation von Vibrati-
onsreizen (Stimulation am Zeigefinger, Abb. 46 a–c; Pfurtscheller et al.
1985a) bei Vorliegen einer Hirnstammareflexie, Apnoe und nachfolgendem
Nachweis eines zerebralen Perfusionsstillstands. Der Nachweis, ob dieses Ereignis ein Zeichen von Restfunktionen vereinzelter Neurone ist oder als elektrischer Residualeffekt auf physikalischer und nichtbiologischer Basis (Hussmann 1968) bewertet werden kann, steht noch aus.

Evozierte Potentiale

Definitionsgemäß sind evozierte Potentiale (EP) Reizantworten des Gehirns
oder Rückenmarks bzw. peripherer Afferenzen auf modalitätsspezifische Stimuli.

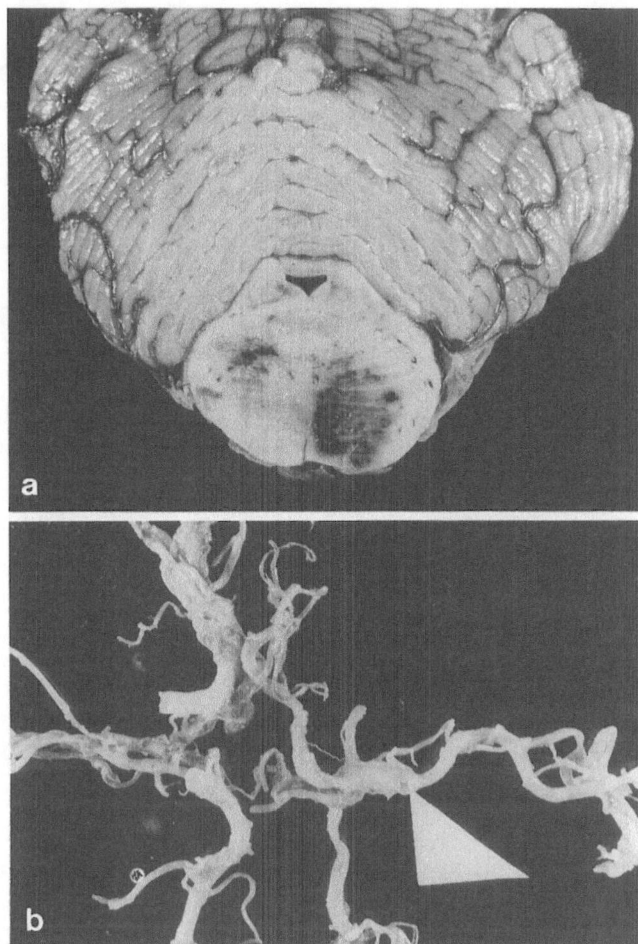

Abb. 45. a Brücke und Kleinhirn: ausgeprägte Kompressionsblutungen und Nekrosen, gesäumt von kollateralem Ödem; deutlich verwaschene Brückenarchitektur am Horizontalschnitt. **b** Hirnbasisarterien: 5 mm im Durchmesser haltendes rupturiertes Aneurysma der A. basilaris *(Pfeil)* bei mäßiggradiger Angiofibrose des Circulus arteriosus

Ähnlich dem EEG können EP auch Informationen über die funktionelle Integrität von Strukturen des ZNS liefern, wenn eine klinisch-neurologische Diagnostik nur sehr eingeschränkt oder überhaupt nicht möglich ist. Die physiologischen Voraussetzungen für dieses Untersuchungsverfahren sind wie folgt:

Zur Entstehung von Generatorpotentialen ist die adäquate Reizung von spezifischen Sinnesrezeptoren erforderlich. Die Höhe des Gesamtpotentials bestimmt die Frequenz und Zahl der Nervenaktionspotentiale in den angeschlossenen Nervenfasern. Über mehrere hintereinandergeschaltete Neurone erreichen die Aktionspotentiale die spezifischen sensorischen Rindenfelder,

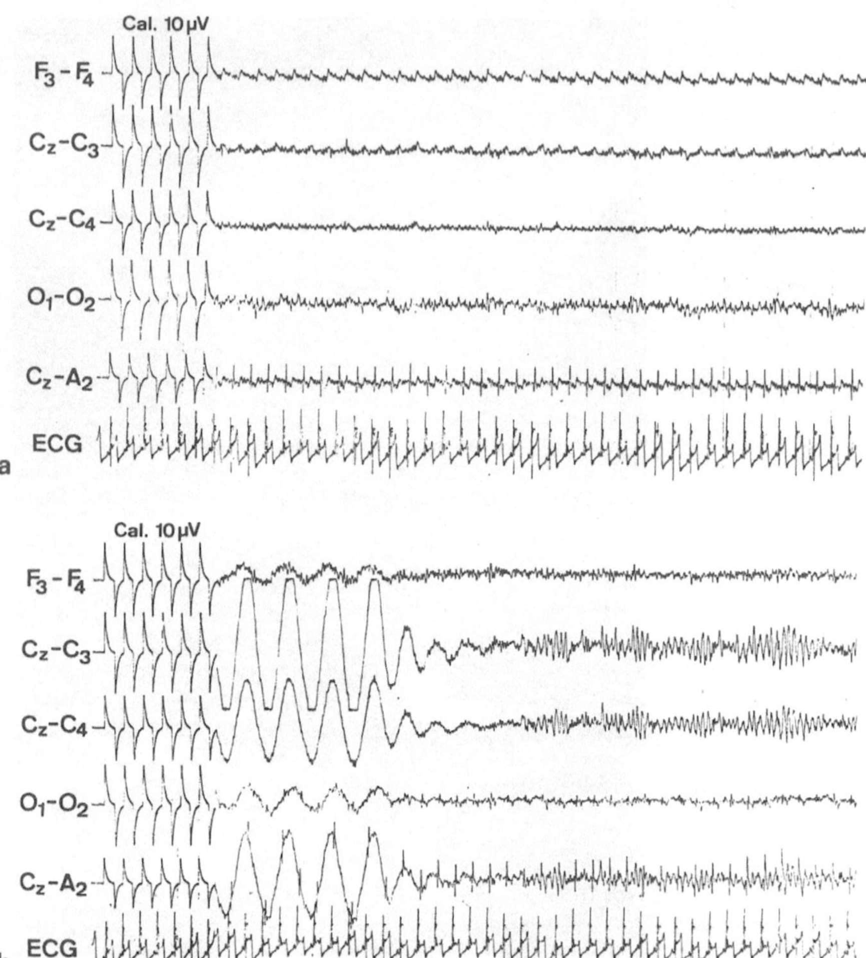

Abb. 46a–c. EEG bei Vibrationsstimulation (Hirntod nach Schädel-Hirn-Trauma; 20 Jahre, m.). **a** EEG vor Stimulation: hirnelektrische Stille (Amplitude <2 µV); **b** EEG während Stimulation: Aktivierung einer Spontanaktivität; **c** s. S. 63

wobei bereits vor deren Eintreffen in der Hirnrinde filternde und integrative Prozesse in den einzelnen synaptischen Schaltstationen ablaufen. Die Fortleitung von Informationen in peripheren Nerven und in zentralen Leitungsbahnen entspricht einer Fortleitung von Aktionspotentialen und ist als solche meßbar. Die wichtigste Meßgröße ist die *Latenz* der Reizantworten; sie repräsentiert die Geschwindigkeit, mit der die Impulse in dem jeweiligen Sinnessystem fortgeleitet werden. *Amplitude* und *Form* sind weitere Parameter, die unter anderem von der Zahl der funktionsunfähigen Neurone und dem Ausmaß der Synchronizität abhängen, mit dem die Impulse in den verschiedenen Nervenfasern einer sensorischen Bahn übertragen werden. Die EP-Messungen

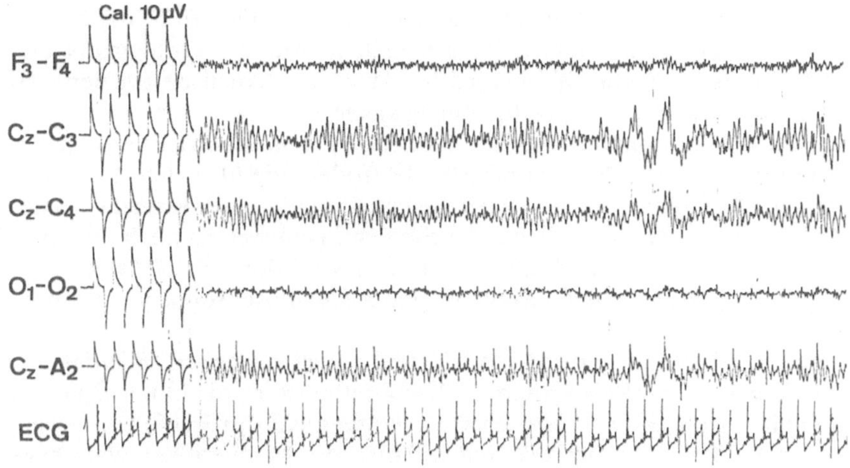

Abb. 46. c EEG 10 min nach Stimulation: Muster wie **b**

stellen somit eine Funktionsprüfung der jeweiligen sensorischen Leitungsbahn dar und erlauben Rückschlüsse auf ihre Funktionstüchtigkeit. Die Analyse später Potentialanteile lassen unter Umständen eine Erfassung auch kortikaler Prozesse außerhalb der primären Rindenareale zu. So besteht beispielsweise für das somatosensorische System eine Differenzierung in das
spezifische (lemniskale) und unspezifische (extralemniskale) System.

Stimulation

Das Auslösen von EP erfolgt über geeignete Stimulatoren entsprechend der
Modalitäten. Die akustischen Stimuli zur Auslösung *akustisch evozierter Hirnstammpotentiale (AEHP)* sind in aller Regel „Klicks", die zur Auslenkung der
gesamten Basilarmembran führen und einen hohen Grad an Synchronisation
afferenter Fasern bewirken. Die akustische Stimulierung führt zur Auslenkung der Basilarmembran von der bzw. zur Scala vestibuli (Sog- bzw. Druckimpuls); die alternierende Stimulationsform kann das Auftreten von Stimula-
tionsartefakten normalerweise vermeiden. Für die Auslösung akustischer
Reizantworten bedient man sich üblicherweise konventioneller Audiometriekopfhörer; als Alternative bieten sich v.a. für den Gebrauch bei Untersuchungen an Intensivpatienten Miniaturohrhörer bzw. Schallschläuche an; ge-
langen letztere zur Verwendung, muß man berücksichtigen, daß bei einer
Länge von je 34 cm gemäß der Schallgeschwindigkeit der Luft (bei 20 °C) von
343 m/s der Reiz mit 1 ms Verzögerung in den äußeren Gehörgang gelangt.
Für die Anwendung an der Intensivstation können beatmungssynchrone Bewegungen des Patienten eventuell zu rhythmischen Verschiebungen der
Kopfhörer führen und somit die abgeleiteten Reizantworten ganz erheblich
verändern; ist der Reizgeber um die Hälfte verschoben, täuscht dies eine
Schwerhörigkeit von 40–50 dB vor. Dies ist natürlich bei Verwendung von

Kopfhörern eher der Fall als im Rahmen einer akustischen Stimulation mittels Miniaturohrhörern oder Schallschläuchen. Auf die Problematik bei erhöhtem intrakraniellem Druck wird im Abschn. „Akustisch evozierte Hirnstammpotentiale" (S. 73 ff.) näher eingegangen.

Die Auslösung *somatosensorisch evozierter Potentiale (SEP)* erfolgt bevorzugt durch elektrische Stimuli mittels Elektroden, die über dem N. medianus (aber auch N. tibialis, Finger etc.) angelegt sind, mit einer Reizstärke, die unmittelbar über der motorischen Schwelle liegt. Daneben ist auch die Stimulation mit periodischen Wechseldrücken (z. B. Vibration mit 100 Hz) eine wirkungsvolle Reizform zur Darstellung später somatosensorisch evozierter Potentiale.

Optische Stimulation für die Auslösung *visuell evozierter Potentiale (VEP)* durch Anbieten von Reizmustern (Schachbrettmuster), die in der Ophthalmologie üblich ist, kann an komatösen Patienten nicht durchgeführt werden, da sie ein bewußtes optisches Fixieren verlangt. Als Methode der Wahl hat sich bei pathologischer Bewußtseinslage die Reizung mittels Lichtblitzen über eine lichtemittierende Spezialbrille bewährt. Die *Voraussetzungen* für EP-Untersuchungen an einer Intensivstation sind im Vergleich zu einem eigens adaptierten physiologischen Labor denkbar schlecht. Fehlerquellen liefert einerseits der kooperationsunfähige Patient: Verspannungen der Muskulatur im Nacken-Hals-Bereich, Abwehrbewegungen, aber auch stimulationsinduzierte Motorik und Muskelkontraktionen, beatmungsabhängige Dislozierungen, Myokloni und Faszikulationen (wie dies auch für den Hirntod bekannt ist) sind Anlässe für myogene EP-Kontaminationen; profuses Schwitzen kann ebenfalls die Qualität der abgeleiteten Kurven durch Änderung der Impedanz erheblich beeinträchtigen. Wirksame Maßnahmen, um unklare EP-Muster abzuklären, sind Lagerungsänderungen des Patienten, die Applikation von Benzodiazepinen und im Falle der Hirntoddiagnostik die Gabe nichtdepolarisierender Muskelrelaxanzien (Schwarz et al. 1986). Andererseits liefern die zahlreichen elektrisch-apparativen Einrichtungen der Intensivstation weitere Ursachen für die Ableitung gestörter EP.

Fehlerminimierung

Mehr noch als ohnedies empfohlen, sollte der Elektrodenhautwiderstand so nieder wie möglich gehalten werden ($\leqslant 2$ KΩ), um 50-Hz-Einstreuungen effektvoll hintanhalten zu können. Weitere Maßnahmen für störungsfreies Ableiten sind das Verdrillen von Ableitungskabeln, Einhalten von Mindestabständen zu stromführenden Leitungen und Geräten sowie eine niederohmige Erdung. Als schwerwiegende Einflüsse gelten magnetische Störfelder, die durch stromführende Leiter erzeugt werden. Wirksame Abschirmungen sind nur mit größtem Aufwand erreichbar (ferromagnetische Materialien hoher Permeabilität) und praktisch nicht realisierbar. Hilfreich ist in solch einer Situation einfach das „Abstandnehmen" von Magnetfeldern. Vom Meßsystem her läßt sich durch Vermeidung von Leiterschleifen mit großer eingeschlossener Fläche, z. B. bei den Elektrodenkabeln, sehr oft eine wirksame Abhilfe gegen unerwünschte Einstreuungen erzielen. Auch das Durchführen der EEG-Elektrodenkabel durch einen geerdeten Metallschlauch verhindert große Schleifen und hat sich zusätzlich als nützliche Abschirmung gegen elektrische Felder erwiesen. Eine weitere Voraussetzung für störungsfreies Ableiten ist, defekte elektrische Geräte in der Nähe des Untersuchungsbereiches nicht in Betrieb zu setzen (Litscher et al. 1987).

Da es sich bei den EP um sehr kleine Signale (Millionstelvolt, innerhalb von Tausendstelsekunden) handelt, die von der Hintergrundaktivität des EEG maskiert werden, kommt v. a. dem Signalverstärker, dem Filter und dem „Averager" große Bedeutung zu. Zumal das EEG stochastischen Charakter hat, gelingt es, beim periodisch auftretenden Signal durch elektronische Mittelung einer größeren Anzahl von Reizantworten das Signal-Rausch-Verhältnis so zu verbessern, daß eine *deutliche* Antwort ableitbar wird. Das heißt, die Anzahl der zu mittelnden Durchgänge wird durch das Signal-Rausch-Verhältnis bestimmt. Die Amplitude des gemittelten Potentials erhöht sich direkt proportional mit der Anzahl der Durchgänge, während die zufallsverteilte Hintergrundaktivität des EEG nur mit der Quadratwurzel von n ansteigt. Wenn die evozierte Aktivität und die physiologischerweise vorhandene Hintergrund-EEG-Aktivität unabhängig voneinander sind, verschiebt sich danach das Signal-Rausch-Verhältnis (S/R) beim Mittelungsprozeß (Averaging) nach der Formel $(S/R) \cdot \sqrt{n} = \acute{S}/\acute{R}$ zugunsten des Signals.

Interpretation der evozierten Potentiale:

Für die Bewertung der EP sind verschiedene Parameter relevant:

a) Die Latenz entspricht dem Zeitraum vom Setzen des Stimulus bis zum Auftreten der Reizantwort (absolute Latenz); des weiteren können die Abstände zwischen 2 Potentialgipfeln bestimmt werden („Inter-peak-Latenz").

b) Die Amplitude beschreibt die Distanz von der Grundlinie zum Gipfel der jeweiligen Komponente („base-to-peak") oder zwischen einzelnen Potentialgipfeln („peak-to-peak").

c) Die Polarität ist die Richtung der Potentialauslenkung von der Nullinie (positiv oder negativ).

d) Die Form repräsentiert die Synchronisation der evozierten Potentiale.

e) Die Reproduzierbarkeit ergibt sich aus der Prüfung der Übereinstimmung von mindestens 2 Reizantworten.

f) Der Seitenvergleich liefert eine Bewertungsmöglichkeit der obigen Kenngrößen über beiden Hirnseiten.

Eine zusätzliche Differenzierung liefert aber auch noch die Lokalisation der Ableitungen. So lassen sich Nahfeldpotentiale, die unmittelbar unter der ableitenden Elektrode generiert werden (2–3 cm), wie etwa frühe kortikale somatosensorische Antworten von Fernfeldpotentialen, welche volumengeleitet sind (z. B. zervikale Potentiale bei kephalen Ableitungen) unterscheiden. Da die Signalstärke mit wachsender Entfernung abnimmt, haben diese Fernfeldpotentiale auch niedrigere Spannungen als Nahfeldpotentiale, was sich auf die Mittelungszahlen niederschlägt.

Eine weitere Kategorisierung erfolgt noch nach der Latenz in „EP früher" (<70 ms), „EP mittlerer" und „EP später Latenz" (>100 ms).

Auf die Bedeutung multimodal evozierter Potentiale bei der Beurteilung des aktuellen Funktionszustandes des Gehirns und der Prognose komatöser Patienten wurde mehrfach hingewiesen (Greenberg et al. 1977; Newlon et al. 1982; Pfurtscheller et al. 1985 b; Rumpl et al. 1988; Schwarz 1988 etc.); hier werden die einzelnen Modalitäten nur hinsichtlich ihrer Aussagemöglichkeiten beim Hirntod beschrieben.

Methodik des multimodalen EP-Monitorings

Für die multifunktionelle Hirnfunktionsuntersuchung am komatösen Patienten steht an der Intensivstation der Univ.-Klinik für Anästhesiologie in Graz ein Meßsystem zur Verfügung (Pfurtscheller et al. 1987), welches im wesentlichen aus folgenden Komponenten besteht (vgl. auch Tabelle 5 und Abb. 47): 10-Kanal-EEG-Gerät (Siemens Mingograf EEG 10), 8-Spur-Analogbandgerät (HP 3968A)-PDP-11/23-Computer mit 5 bzw. 10 MByte Plattenspeicherkapazität (Digital Equipment), Graphikterminal und -printer (wahlweise: HP 2648 A und HP 2631 G bzw. VT 240 und LA 100).

Zusätzlich werden eine Anti-aliasing-Filterbank (Grenzfrequenz 30, 60, 120 Hz mit 120 dB/Oktave) und ein am Institut für Biomedizinische Technik Graz entwickelter 2-Kanal-Verstärker (untere Grenzfrequenzen: 1,5 100, 300 Hz, obere Grenzfrequenzen 1,5 und 3 kHz) sowie ein 4-Kanal-Verstärker in Verbindung mit verschiedenen, ebenfalls dort entwickelten Stimulationseinheiten verwendet. Der Meßplatz ist vom Krankenbett räumlich getrennt installiert (Abb. 48). Der Sichtkontakt zum Patienten erfolgt über eine Videoka-

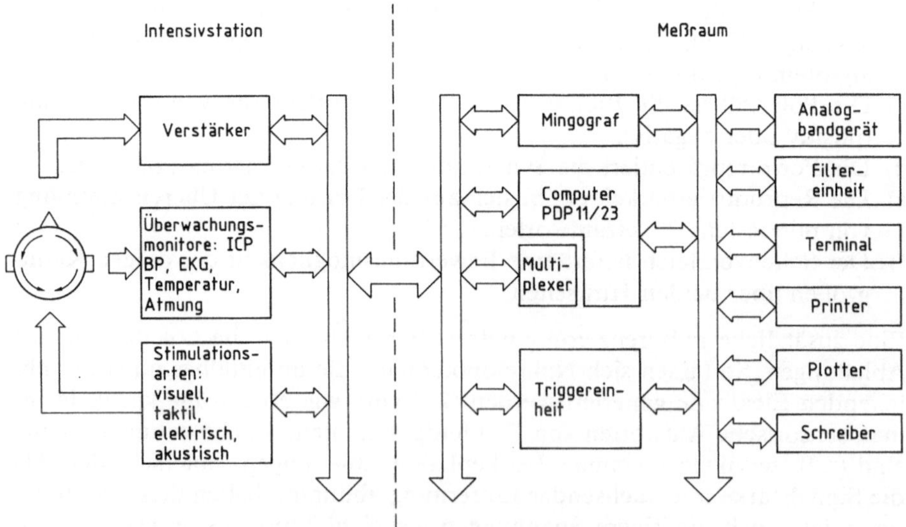

Abb. 47. Blockdiagramm des multifunktionellen Meßplatzes

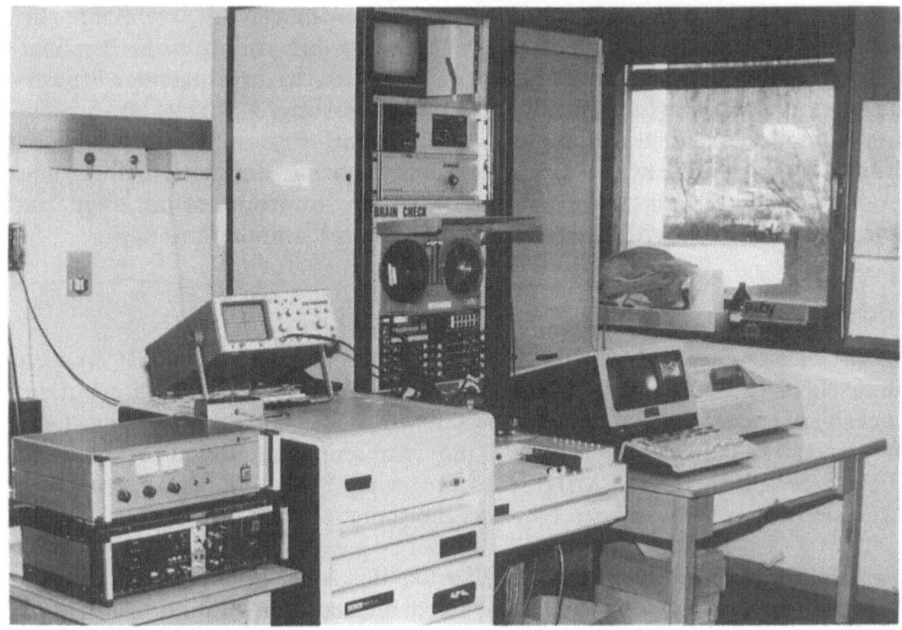

Abb. 48. Meßplatz für Neuromonitoring mit EEG-Gerät, Computer (PDP 11/23), Multiplexer, Triggereinheit, Videomonitor etc.

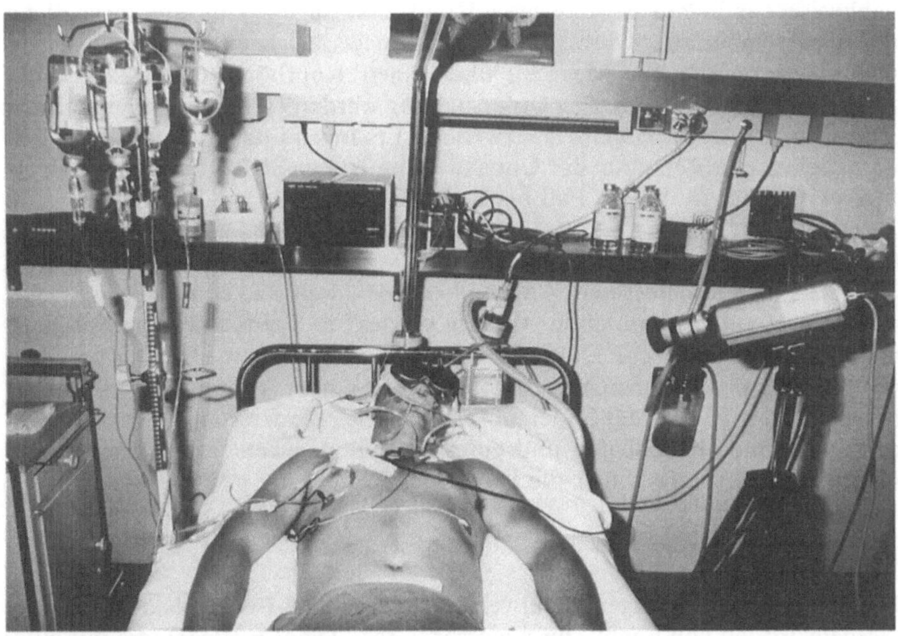

Abb. 49. Videoüberwachung während Neuromonitoring

mera (Abb. 49) und ermöglicht die richtige Zuordnung von Artefakten, die von Bewegungen des Patienten oder Pflegemaßnahmen durch das Personal herrühren können. Eine Standarduntersuchung besteht aus folgender Meßsequenz: 1) auditorische Stimulation, 2) Kontrollmessung, 3) somatosensorische Stimulation, 4) visuelle Stimulation und 5) Kontrollmessung(en). Als Kontrollmessung gelten EEG-Ableitungen ohne jegliche Stimulation über eine Periode von ca. 7 min. Die poststimulatorische Kontrollmessung dient zur Objektivierung eines evtl. hervorgerufenen Langzeitstimulationseffekts.

Reizapplikation

Akustische Stimulation (AEHP): Für die Untersuchung der AEHP werden durchschnittlich 2000–4000 monaural applizierte, alternierend dargebotene Klicks verwendet; das kontralaterale Ohr wird dabei mit Rauschen maskiert. Die Lautstärke beträgt ca. 85 dB SPL, die Darbietungsfrequenz 10 Hz und die Klickdauer 0,25 ms. Jede AEHP-Messung wird 2- bis 4mal wiederholt, um mindestens 2 reproduzierbare Kurven zu erhalten.

Somatosensorische Stimulation (SEP): Außer der sonst üblichen elektrischen Nervenstimulation werden auch zusätzlich mechanische Vibrationsreize für die Untersuchung später Komponenten verwendet. Die periodischen Wechseldrücke mit einer Frequenz von 100 Hz und einer Dauer von 1 s werden von einem adaptierten elektrischen Rasierapparat (Braun Sixtant) generiert und mit Hilfe eines Plastikringes auf das Fingerendglied des Zeigefingers, wahlweise der linken bzw. rechten Hand, übertragen. Um eine zusätzliche akustische Stimulation durch das Vibrationsgeräusch zu vermeiden, kann während der gesamten Messung über einen Kopfhörer eine Maskierung durch Rauschen erfolgen. Pro Untersuchung werden 60 Reizungen mit einem Interstimulusintervall von 10 s verwendet. Ergänzend dazu können natürlich auch elektrische Reize für die Untersuchung früher SEP-Komponenten verwendet werden. In diesem Fall beträgt die Reizfrequenz 1–5/s.

Visuelle Stimulation (VEP): Die Lichtstimulation an komatösen Patienten erfolgt meist bei geschlossenen Augen über eine adaptierte Brille mit je 5 beidseitig eingebauten roten „light emitting diodes" in Form einer Intensitätsstimulation (Lichtstärke: je Diode 10–20 mcd). Wie bei den SEP werden auch bei den VEP pro Untersuchung 60 Stimuli mit einem Abstand von 10 s angeboten. Um im EEG unter anderem reizbezogene Blockierungs- bzw. Aktivierungsreaktionen beobachten und einer computerisierten Auswertung zuführen zu können, ist auch hier die Dauer der Reize mit 1 s festgelegt.

Ableitetechnik

Die Ableitungen erfolgen wahlweise mit Ag-AgCl-Becherelektroden oder Goldelektroden von 6 mm Durchmesser (Grass Type: E 6 GH), die mit einer leitfähigen Klebepaste befestigt werden. Bei tiefkomatösen Patienten werden

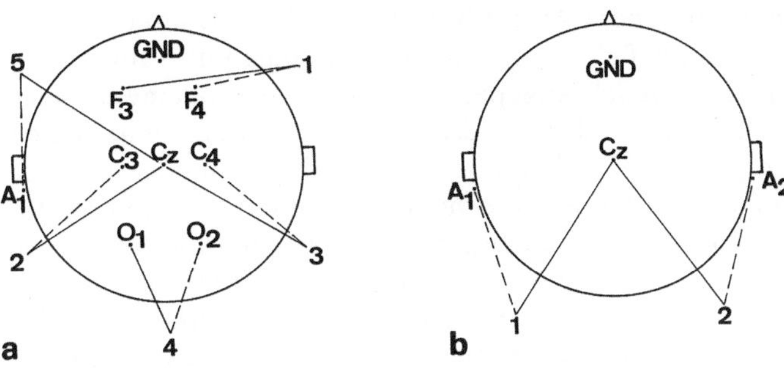

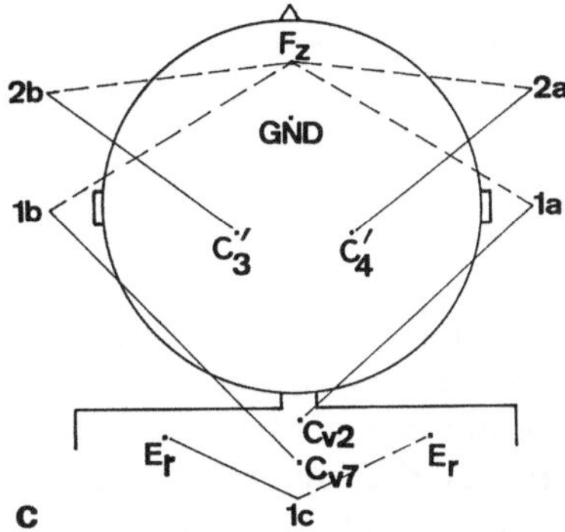

Abb. 50 a–c. Schematische Darstellung der Ableitungen des EEG und multimodal evozierter Potentiale nach dem internationalen 10–20-System. **a** EEG, somatosensorisch und visuell evozierte Potentiale, späte Komponenten (SEP, VEP). **b** Akustisch evozierte Hirnstammpotentiale (AEHP). **c** Frühe somatosensorisch evozierte Potentiale (SSEP). Wahlweise Anordnung der Ableitungen: 1a, 1b oder 1c bzw. 2a oder 2b

auch Nadelelektroden (Grass Type: E 2) verwendet. Der Haut-Elektroden-Übergangswiderstand liegt in aller Regel unter 5 kΩ.

Das Standardprogramm basiert auf 5 Ableitungen (Abb. 50 a) über der frontalen (F 3–F 4), zentralen (C z–C 3, C z–C 4, C z–A 1) und okzipitalen Region. Die bipolaren Ableitungen (F 3–F 4, C z–C 3, C z–C 4 und O 1–O 2) wurden gewählt, um erstens Störungen durch therapeutische und pflegerische Maßnahmen etc. möglichst zu minimieren und zweitens regionale EEG-Reaktivitäten (z. B. Spindelaktivität) quantifizieren zu können.

EEG, SEP und VEP-Ableitungen werden mit einer unteren Grenzfrequenz (3-dB-Punkt) von 1,6 Hz (t = 0,1 s) und oberen Grenzfrequenz von 30 Hz durchgeführt. Damit werden die späten EP-Komponenten, deren Hauptenergie im Bereich von 10 Hz liegt, gut erfaßt, die langsamen EEG-Aktivitäten allerdings etwas gedämpft. Für die AEHP sind die Vertexableitungen (C z–A 1 und C z–A 2) am besten geeignet (Abb. 50 b). Die routinemäßig verwendete Bandbreite beträgt hier 0,3–1,5 kHz.

SEP/VEP: Die Basis für die Verarbeitung von EEG-Daten stellen 6-s-Segmente dar, die mit 64 Hz abgetastet werden. Bei reizsynchronen Daten wird ein Prästimulationsintervall von 3 s verwendet. Nach dem Samplevorgang wird jedes 6-s-Segment auf Artefakte überprüft, wobei im Detail Übersteuerungen, transiente Störungen, zu kleine α-Leistungen oder zu große β-Leistungen zu einem Ausschluß führen. Die Schranken für die α- und β-Leistungen sind am Beginn des Samplevorgangs mit 3 und 15 % festgelegt, werden aber automatisch angepaßt, wenn zu viele Segmente ausgeschieden werden. Durch diese Art der Rohdatenkontrolle ist eine maximale Qualität der Ergebnisse gewährleistet. In allen Fällen (Kontrollmessung und Stimulation) werden maximal 60 (entsprechend vermindert um die artefaktbehafteten und somit ausgeschlossenen Segmente) 6 s dauernde Segmente verarbeitet, wobei für jeden EEG-Kanal und jede Reizmodalität die evozierten Potentiale (VEP und SEP) mit intersequentiellen Streuungsverlauf berechnet und über 6 s geplottet werden. Dieser Streuungsverlauf dient der Kontrolle der Datenqualität; ist er über den gesamten Zeitbereich von 6 s „flach", so ist die Datenqualität zufriedenstellend. Vor der Bewertung der einzelnen Peaks im EP wird zwischen den einzelnen Abtastwerten (15,6 ms entsprechend 64/s) interpoliert und damit der Fehler von 15,6 ms auf 1,6 ms reduziert. Die interpolierten und neu abgetasteten EP werden sowohl im Latenzbereich von -100 bis $+500$ ms einzeln als auch einer schematischen Kopfform zugeordnet geplottet. Die Amplituden- und Latenzwerte der einzelnen Peaks werden ausgedruckt. Späte EP-Komponenten weisen eine große intra- und interpersonelle Variabilität in den einzelnen Komastadien auf und können damit nicht, wie im Wachzustand, durch einfache Latenzbestimmungen klassifiziert werden. Aufgrund vieler Messungen entschied man sich für ein relativ einfaches Bewertungskriterium, nämlich ein Signalstörverhältnis (SNR), das wie folgt definiert ist: $SNR = A/SD$.

Dabei bedeutet A die größte Peak-to-peak-Amplitude im Bereich 0–500 ms nach Reizapplikation und SD die doppelte Streuung (mittlere Amplitude) im Intervall 1–2 s vor der Stimulation. Ist keine Stimulation und somit auch kein EP vorhanden, so ergibt sich bei den angegebenen Filtergrenzen ein Wert von $SNR = 1,8 \pm 0,4$. Mit einer 2-σ-Schranke läßt sich daraus ein Grenzwert von $SNR = 2,6$ ermitteln. EP mit einem $SNR < 2,6$ werden somit als „nicht vorhanden" oder „fraglich" klassifiziert; bei einem $SNR \geqslant 2,6$ kann die Existenz eines EP angenommen werden. Nur in bestimmten Fällen, so z. B. bei der Fragestellung „Hirntod?", ist auch die Amplitude (in μV) von Bedeutung.

AEHP: Die AEHP werden reizsynchron über 10 ms mit 15 kHz abgetastet. Gestörte (übersteuerte) 10-ms-Segmente werden automatisch ausgeschieden. Die Ausgabe erfolgt graphisch wahlweise auf Terminal und/oder Printer. Eine „Peakdetektion" (Maxima und Minima) und Amplitudenausmessung ist ebenfalls standardmäßig eingebaut. Die Kurven werden gespeichert, um gegebenenfalls off-line Maßstabänderungen etc. durchführen und die Meßwerte in einer Datenbank archivieren zu können. Das methodische Prozedere zur Anordnung der Ableitungen, der Stimulation und der Signalverarbeitung ist in Tabelle 4 und in Abb. 50a–c zusammengefaßt.

Neue Entwicklungen (Steller et al. 1988) in der Software ermöglichen auch ein simultanes Monitoring von EEG (Spektralanalyse, Nativ-EEG), multimodal evozierten Potentialen (akustisch evozierte Hirnstammpotentiale, somatosensorisch evozierte Potentiale) und weiteren Größen wie Blutdruck, intrakra-

Tabelle 4. Stimulations- und Ableitungsparameter des Standardprogramms multimodal evozierter Potentiale (*AEHP, SEP, VEP; ÜMS:* über motorischer Schwelle)

	Art der Stimulation	Stimulationsrate [Hz]	Stimulationsdauer [ms]	Untere Grenzfrequenz [Hz]	Obere Grenzfrequenz [Hz]	Abtastfrequenz [Hz]	Analysezeit [ms]	Averageanzahl (n)	Ableitung (10/20 System)
AEHP	Klicks, alternierend 80–95 dBSPL	10	0,25	300	1500	15000	10	2000–4000	Cz-A1 bzw. Cz-A2 Erdung: F_{pz}
SSEP (<70 ms)	4 mA ÜMS	5,2	0,1	1,5 (30)	1500	4096	50 (100)	1000–2000	CV2-Fz C4′-Fz C3′-Fz Erb (C7-Fz)
SEP (70–500 ms)	Vibration (periodische Wechseldrücke von 100 Hz auf Fingerendglied)	0,1	1000	1,6	30	64	600	60	F3-F4, Cz-C3 Cz-C4, Cz-A1, O1-O2
VEP	Rotlicht (λ=626 nm) Leuchtdichte 30 mcd/mm^2	0,1	1000	1,6	30	64	600	60	F3-F4, Cz-C3, Cz-C4, Cz-A1, O1-O2

nieller Druck etc. unter Benutzung eines konventionellen Personal Computers (PC; Abb. 51) direkt am Krankenbett. Die Beschreibung der Konfiguration und des Funktionsablaufs dieses Meßsystems erfolgt anhand der folgenden Übersicht sowie Abb. 52 und 53.

Kontinuierliches synchrones EEG-EP-Monitoring-System mit Personal Computer

a) Hardware
- PC IBM AT3 mit Math-Coprozessor, 30 Mbyte Winchester
  1,2 Mbyte Floppy-Disk, EGA Graphikadapter und Farbmonitor
- Plotter (HP-Gl Syntax)
- Analog-Digital Wandlerkarte (RTI 700 Analog Device)
- EEG-, EKG-Verstärker
- Audio- und Elektrostimulator

b) Software
Datenerfassung: Folgende Signale werden mit einer softwaregesteuerten Analog-Digital-Wandlerkarte erfaßt:

Signale	Anzahl der Kanäle	Abtastfrequenz
EEG	2	130 Hz
Akustisch evozierte		
Hirnstammpotentiale (AEHP)	2	5,2 kHz
somatosensorisch evozierte		
Potentiale (SEP)	2	2,6 kHz
EKG	1	130 Hz
Atmung	1	40 Hz
Langsame Parameter	4	1 Hz

c) Datenausgabe
- Darstellung der original EKG- und EEG-Signale zur Qualitätskontrolle,
- Darstellung der EEG-Leistungsspektren, AEHP, SEP,
- Darstellung der Trendkurven (berechnete Parameter aus EEG und AEHP sowie HF, HV, ICP, BP etc.),
- Darstellung der Referenzkurven,
- Off-line-Auswertung am Graphikterminal,
- Ausmessen der Peaks und Latenzen der EP,
- On-line- und Off-line-Protokoll auf DIN-A3- oder DIN-A4-Plotter

Das methodische Vorgehen verschiedener Autoren beim Monitoring akustisch evozierter Hirnstammpotentiale und somatosensorisch evozierter Potentiale im Rahmen von Untersuchungen beim Hirntod findet man in den Tabellen 5 und 6 zusammengefaßt.

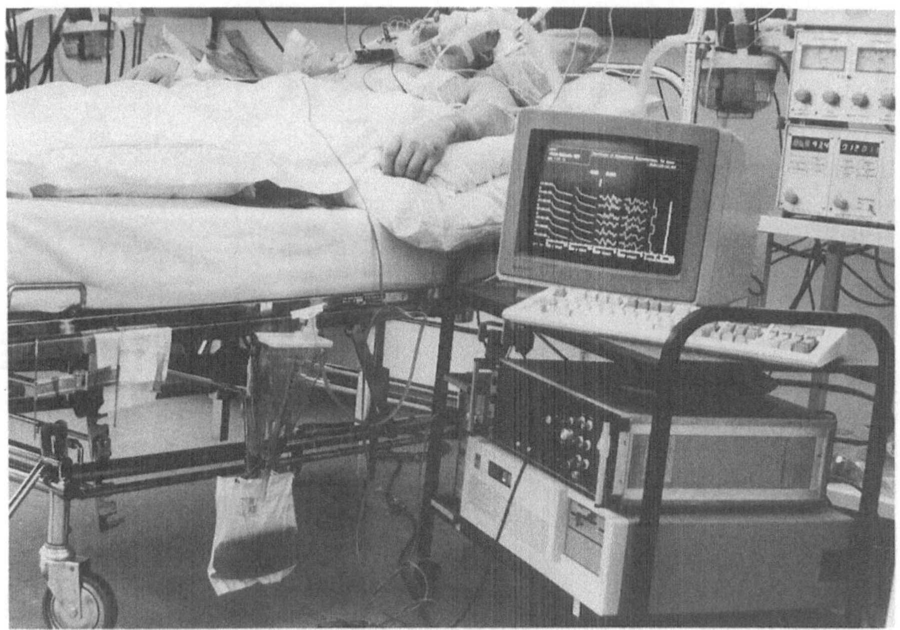

Abb. 51. Bettseitiges multiparametrisches Neuromonitoring mit PC

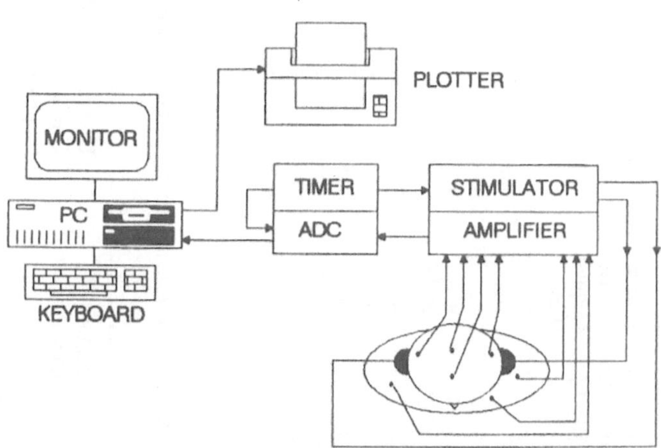

Abb. 52. Blockdiagramm der multiparametrischen Personalcomputer-Verstärker-Stimulator-Einheit

a) *Akustisch evozierte Hirnstammpotentiale (AEHP)*

Die funktionelle Integrität des Hirnstamms läßt sich durch die Ableitung früher akustischer Reizantworten (akustisch evozierte Hirnstammpotentiale – AEHP; Latenzbereich: 10 ms) prüfen. Die zunehmende Bedeutung dieses Si-

Tabelle 5. Übersicht über Stimulations- und Ableiteparameter verschiedener Autoren für AEHP beim Hirntod (—: keine Angaben)

Autoren (Jahr)	Stimulus-intensität [dB HL]	Untere Grenz-frequenz [Hz]	Obere Grenz-frequenz [Hz]	Analyse-zeit [ms]	Stimulations-rate [Hz]	Eingangs-empfang [μV]	Average-anzahl (n)	Stimulus-dauer [ms]	Polarität
Starr (1976)	75	1	3000	10,24	10		2048	0,2	alternierend
Klug (1982)	70–80	—	1000	—	10		2048	0,2	—
Ferbert et al. (1985)	90–95	150	3000	10	14,7	2	2000	0,1	alternierend
Hall et al. (1985)	85–95	30/150	3000		21,1		512	0,1	—
Steinhart u. Weiss (1985)	75–85	100	3000	—	10	0,5	1024	0,1	Rarefication
Buchner et al. (1986)	90	30	3000	—	14,7	10	2000	0,1	alternierend
Stöhr et al. (1986)	95	150	3000	10	11,3		2000	0,1	alternierend
Bertrand et al. (1987)	80–90	150	1300	12,8	—		200		alternierend
Garcia-Larrea et al. (1987)	90	150	3000	12,8	20		200–400	0,1	
Nau et al. (1987)		150	3000	10	11,3		1000		

Tabelle 6. Übersicht über Stimulations- und Ableiteparameter verschiedener Autoren für SEP beim Hirntod (—: keine Angaben, *ÜMS:* Über motori-scher Schwelle)

Autoren (Jahr)	Stimulus-intensität [mA]	Untere Grenz-frequenz [Hz]	Obere Grenz-frequenz [Hz]	Stimulations-rate [Hz]	Average-anzahl (n)	Stimulus-dauer [ms]	Analyse-zeit [ms]
Trajaborg u. Jörgensen (1973)	1 ÜMS	2	2000	3–4	500–1000	0,2	100
Anziska u. Gracco (1980)	ÜMS	10	2500	9–10	1024–2048	0,2	60–200
Torre (1981)	ÜMS	3	3000	1	128	0,1	
Ganes u. Nakstad (1984)	(150–200 V)			2	300–1000	0,2	
Guerit (1986)	ÜMS	30	3000	2,1		0,2	
Belsh u. Chokroverty (1987)		5	3000	8,9			50
Nau et al. (1987)		5	1000	3,1	250		100
Stöhr et al. (1987)	ÜMS bzw. 19	10	1500	5	1000–2000	0,1	
Buchner et al. (1988)	ÜMS bzw. 15	5	1500	4,7	250–4000	0,2	
Baumgärtner (1988)	4 ÜMS bzw. 19,9	30	1500	1,3/5,3		0,1 bzw. 0,2	120

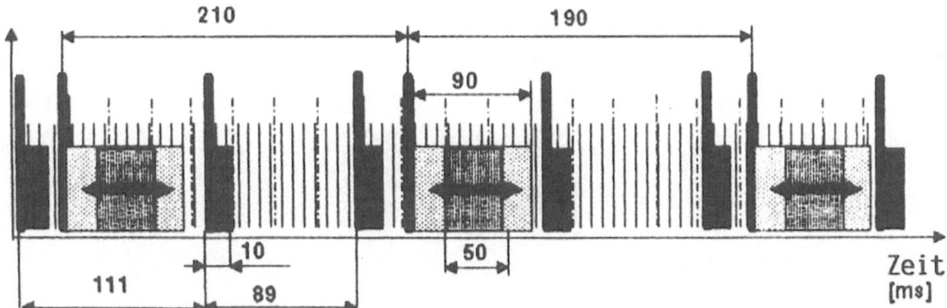

Abb. 53. Abtast- und Stimulationsschema für multiparametrisches Monitoring mittels PC. Die Abfolge der Stimulation wurde so gewählt, daß Artefakteinstreuungen möglichst unterdrückt werden. Die elektrische Stimulation erfolgt abwechselnd in Intervallen von 210 bzw. 190 ms, die akustische Stimulation in Intervallen von 111 bzw. 89 ms. Die für die einzelnen Signale unterschiedlichen Abtastfrequenzen sind der Tabelle 1 zu entnehmen. Die BAEP (= AEHP; ■■) werden in einem Bereich von 10 ms nach Stimulation dargestellt. Für die SEP (▥) ist ein poststimulatorischer Darstellungsbereich von 50 ms (N. medianus) bzw. maximal 90 ms (N. tibialis) wählbar. — EEG, EKG, –·–·– Respiration

gnals läßt sich ähnlich wie für die somatosensorisch evozierten Potentiale aus ihrer Miteinbeziehung in die Empfehlungen für die Beurteilung des Hirntodes der Bundesärztekammer der BRD (1986) erkennen. Die Generierung der ersten Wellen (II–V) erfolgt durch unterschiedliche Strukturen des Hirnstamms entlang des akustischen Leitungswegs und wurde von Maurer et al. (1982) in einer Form zusammengefaßt, die sich für die klinische Routine zwar bewährt hat, jedoch eine zweifelsfreie Zuordnung derzeit nicht mehr zuläßt:

Welle I: Aktionspotential des 8. Hirnnervs;
Welle II: Medulla oblongata (Nucleus cochlearis);
Welle III: unterer pons (oberer Olivenkomplex);
Welle IV: oberer pons (Lemniscus lateralis);
Welle V: Mesenzephalon (Colliculus inferior).

Gerade hinsichtlich der Komponenten II, aber auch III liegen unterschiedliche Ansichten vor. Aufgrund intrakranieller Ableitungen und Dipolmodelle kann angenommen werden, daß die Welle III die erste zentrale Aktivität widerspiegelt, generiert vom Nucleus cochlearis. Wie für die Komponente I wird für die amplitudengeminderte Welle II beim Hirntod eine periphere (extramedulläre) Generierung durch N. acusticus (Stockard et al. 1980; Goldie et al. 1981; Uziel et al. 1982; Hacke 1983) diskutiert; nicht zuletzt wird diese Generierung gerade wegen der Präservierung dieser Komponente beim Hirntod angenommen.

Mittels ipsi- und kontralateraler Ableitungen konnten Buchner et al. (1986) bislang 4 verschiedene Befundtypen registrieren:

1. ipsilaterale Welle I und Welle II (amplitudengemindert und verzögert); kontralateral Welle I;
2. Welle I ipsilateral und kontralateral;

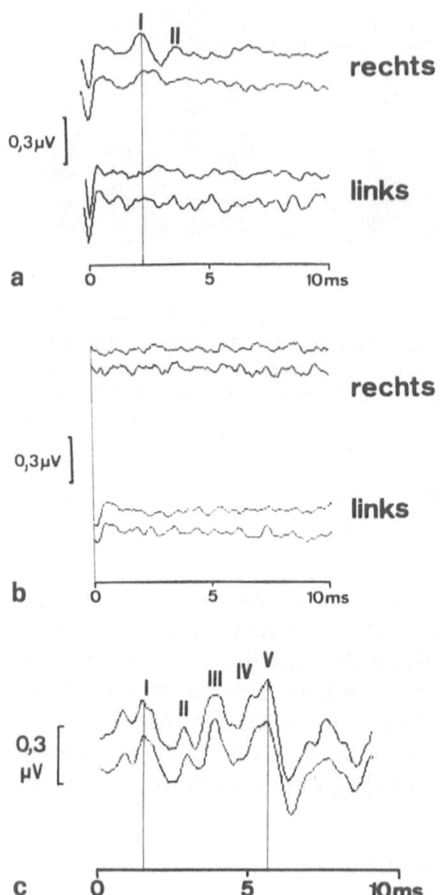

Abb. 54a–c. AEHP-Muster beim Hirntod. **a** Einseitiges Persistieren der Komponente I *(rechts);* fragliche Komponente II nicht reproduzierbar. **b** Verlust sämtlicher AEHP-Komponenten beidseits. **c** Darstellung eines normalen Kurvenverlaufes der AEHP bei gesundem Probanden zum Vergleich

3. Welle I ipsilateral (vgl. Abb. 54a);
4. Verlust sämtlicher AEHP-Wellen (vgl. auch Abb. 54b).

Den gesamten Komponentenverlust einschließlich der Welle I bei komatösen bzw. hirntoten Patienten vermuten Kaga et al. (1985) aufgrund neurohistopathologischer Untersuchungen in einer totalen Autolyse des Corti-Organs und dem Zelluntergang im Nucleus cochlearis.

Diese Ergebnisse konnten bei stichprobenartigen Überprüfungen (n = 6) im eigenen Patientenkollektiv mit der klinischen und elektrophysiologischen Diagnose Hirntod sowie nachweislich progredientem, komplettem Komponentenverlust (V-I; vgl. z. B. Abb. 58 a, b) bislang nicht bestätigt werden (Kleinert u. Schwarz, unveröffentlichte Ergebnisse): 8 bzw. 12 h nach Kreislauf-

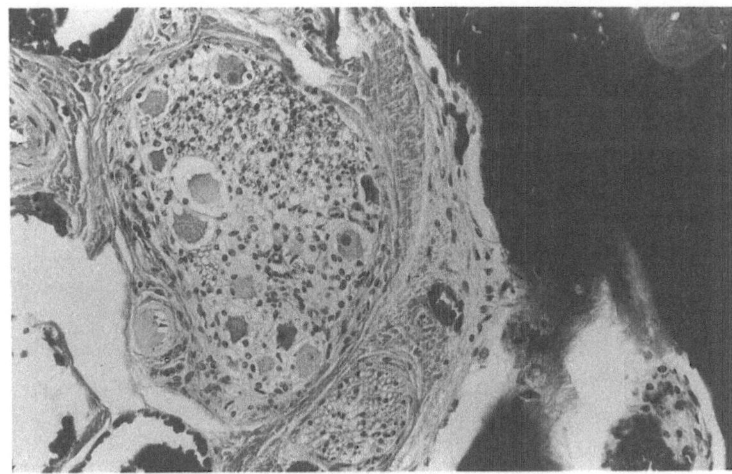

Abb. 55. Ganglion geniculi, keine ganglionären hypoxischen Veränderungen, Vergr. 201:1, Masson-Trichrom-Färbung

stillstand wurde formolfixiertes Material der Pars petrosa im Innenohr mit einer Trennschleifsäge (Reichert Jung) in 2 mm messende Scheiben zerlegt und mit EDTA entkalkt; die Färbung der 5 µm dicken Schnitte erfolgte mit Masson-Trichrom-Färbelösung. Im statoakustischen Erfolgsorgan konnten weder in den Bogengängen, im Corti-Organ noch in den unmittelbar miterfaßten Anteilen des Ganglion geniculi des N. facialis sowie Ganglion vestibulare Sinnesepithelveränderungen (Abb. 56 a, b) bzw. hypoxisch degenerierte Ganglienzellen (Abb. 55) nachgewiesen werden. Wohl aber fanden sich jeweils Schädigungen im intrazerebralen Anteil der akustischen Leitungsbahn (Ganglienzellpyknose bzw. -nekrose im Kerngebiet des N. statoacusticus am Boden der Rautengrube und/oder im Olivenkomplex; in einem Fall lag eine ödematöse Schwellung des Hörnervs vor). Der AEHP-Komponentenverlust, insbesondere der Komponente I beim Hirntod, unterliegt demnach nicht in jedem Fall nur dem morphologisch-substanziellen Untergang der beschriebenen extraarachnoidalen Rezeptorstrukturen des akustischen Systems. Vielmehr ist anzunehmen, daß der elektrophysiologisch nachweisbare Verlust der Funktion peripherer Anteile des akustischen Systems der neuronalen Destruktion im zeitlichen Ablauf deutlich vorangehen kann.

Die an sich klaren Angaben hinsichtlich der Erscheinungsformen der AEHP beim Hirntod dürfen nicht zu unkritischer Handhabung verleiten. So müssen die klinischen Zeichen des Hirntods nicht unbedingt vorliegen, wenn nachfolgende Konstellationen bestehen, die zu evtl. falsch-positiven Befunden führen (Buchner et al. 1986; Nau et al. 1987):

1. nur Welle I vorhanden und eine amplitudenniedrige späte Welle (Latenz 5–6 ms), die jedoch nur nach mehrfacher Reproduktion und unter idealen Ableitbedingungen nachweisbar ist (bei Bulbärhirnsyndrom unterschiedlicher Genese);

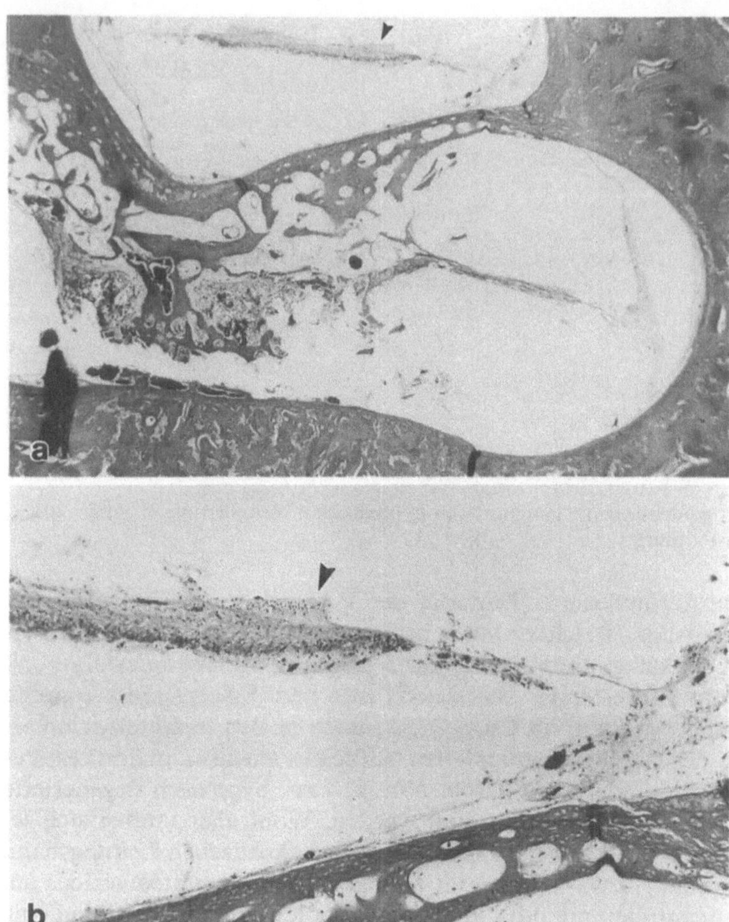

Abb. 56. a Vertikalschnitt durch die Cochlea bzw. den Ductus cochlearis *(Pfeil)*. Masson-Trichrom-Färbung. **b** Corti-Organ mit intaktem Sinnesepithel *(Pfeil);* Membrana vestibularis nicht erhalten. Vergr. 162:1, Masson-Trichrom-Färbung

2. Ausfall sämtlicher Komponenten bis auf die Welle I (bei primär infratentoriellen Erkrankungen und erhaltener Spontanatmung);
3. Reversibilität des Ausfalls der noch erhaltenen Welle I;
4. kompletter Verlust der AEHP bei primär infratentorieller Schädigung im Sinne eines isolierten Hirnstammtodes (erhaltene Restaktivität im EEG bei Hirnstammareflexie und Apnoe);
5. passagerer Verlust der AEHP bei Überleben schwerster Hirnläsionen.

Während vorwiegend bei primär infratentoriellen Hirnschäden Einschränkungen hinsichtlich der Validität der AEHP im Rahmen der Hirntoddiagnostik zu berücksichtigen sind, ist eine charakteristische Dynamik der AEHP-Änderungen bei raumfordernden, primär supratentoriellen Prozessen (z. B.

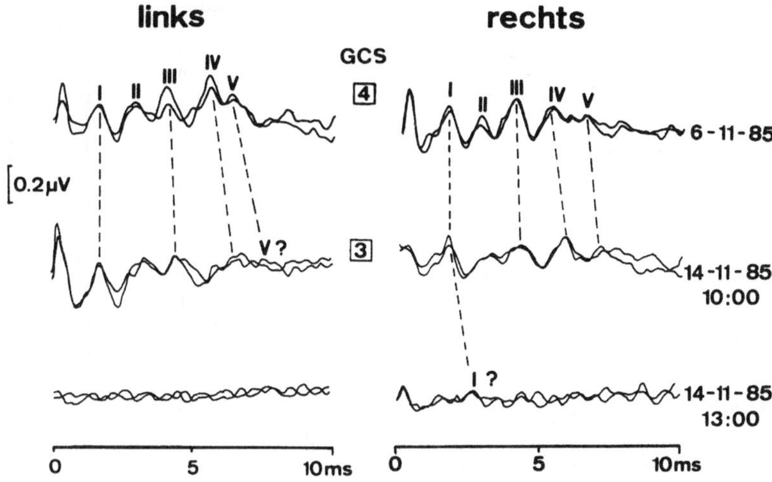

Abb. 57. AEHP-Verlaufskontrolle über Tage (Enzephalitis; 30 Jahre, m.). Dokumentation des Komponentenverlustes über Elongation der zentralen und pontomesenzephalen Überleitungszeit; Amplitudenverhältnis V/I < 1 (GCS 3). Verlust sämtlicher Komponenten (Welle I rechts fraglich) beim Hirntod

SHT) sowohl klinisch (Klug 1982; Hall et al. 1985) als auch im Tierexperiment (Klug u. Csecsei 1985) dokumentiert. Eine Erhärtung der AEHP-Befunde beim Hirntod ist v. a. dann möglich, wenn ein progredienter kraniokaudaler Komponentenverlust zur Darstellung gebracht werden kann bzw. die Existenz der Wellen III, IV oder V vor Bestehen des Hirntodsyndroms registriert wurde (Ferbert et al. 1985; Stöhr et al. 1985; Baumgärtner 1988; Abb. 57 und 58 a, b).

Hinsichtlich der Methodik (vgl. Tabellen 4 und 5) sind bei der Hirntoddiagnostik außer den bekannten ableitungstechnischen Vorkehrungen im Bereich der Intensivstation (Litscher et al. 1987) exakte Kontrollen durchzuführen, ob die akustischen Stimulusgeneratoren tatsächlich akustische Stimuli produzieren und ob die Stimulations- bzw. Ableitungsseite überhaupt übereinstimmen. Ferner müssen im Falle eines multimodalen, synchronen zerebralen Monitorings (EEG, AEHP, SEP) zum Nachweis beiderseits ausgefallener Reizantworten mindestens 2 reproduzierbare Ableitungen auch von der Gegenseite vorliegen und die Mittelungszahl ebenso die Filtereinstellung der Fragestellung angepaßt werden. Zudem erscheint die Auswahl der Stimulusapplikatoren klinisch von erheblicher Bedeutung, wenn bei a priori erhöhtem intrakraniellem Druck die akustisch evozierten Hirnstammpoteniale über einen längeren Zeitraum kontinuierlich abgeleitet werden sollen. Die Verwendung von Kopfhörern kann dabei zu signifikanten, nach deren Abnahme reversiblen ICP-Anstiegen führen (Schwarz et al. 1988b), die im Einzelfall Druckwerte bedrohlichen Ausmaßes erreichen (Abb. 59). Als mögliche Ursachen für die Kopfhörereffekte auf den Hirndruck kommen in Betracht (Schwarz et al. 1989):

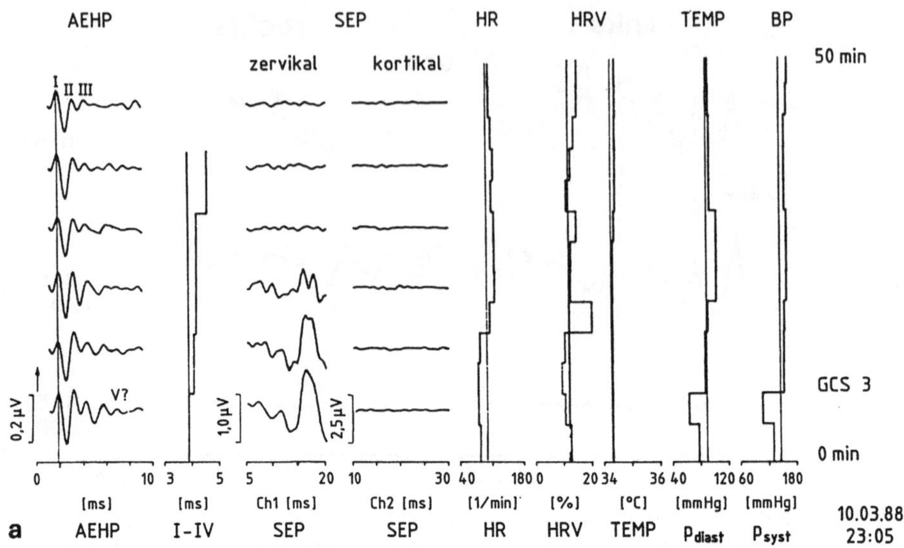

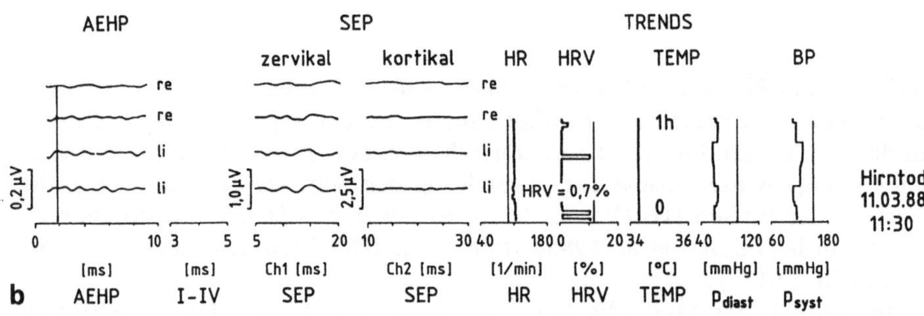

Abb. 58. AEHP-Verlaufskontrolle über Stunden (Kopfschußverletzung; 32 Jahre, m.). **a** Von *links* nach *rechts* sind folgende Kurven bzw. Parameter dargestellt: akustisch evozierte Hirnstammpotentiale *(AEHP)*, Interpeaklatenzen I–IV, zervikale und frühe kortikale somatosensorisch evozierte Potentiale *(SEP)*, Herzfrequenz *(HR)*, Herzratenvariabilität *(HRV)*, Temperatur *(TEMP)* sowie diastolischer (p_{diast}) und systolischer (p_{syst}) Blutdruck.

Innerhalb von 50 min ändert sich das AEHP-Muster (alle Komponenten einschließlich einer minimiert darstellbaren Welle V erhalten; zentrale und pontomesenzephale Überleitungszeit verlängert, Amplitude V/I < 1) im Sinne eines progredienten Komponentenverlustes (IV, V) und Amplitudenabnahme (I, II, III). Zu Untersuchungsbeginn ist die kortikale Komponente N 20 nicht mehr ableitbar, die zervikale Antwort der SEP tritt verzögert auf (17 ms) und erlischt bei noch erhaltenen AEHP-Komponenten I–III. **b** Nach 11,5 h kommen keinerlei evozierte Potentiale zur Darstellung. Registrierung von unten nach oben *(Pfeil)*

Abb. 60. Polygraphische Aufzeichnung des intrakraniellen Drucks *(ICP)*, Blutdrucks *(BP)*, ▶ Atmung *(Resp.)*, Elektroenzephalogramms *(EEG)* und Elektrokardiogramms *(EKG)* mit angelegten Ohr- bzw. Kopfhörern. Beachte den Anstieg des ICP nach dem Wechsel von Ohr- auf Kopfhörer. Manipulationsartefakt in *Bildmitte.* Registrierrichtung von *links* nach *rechts*

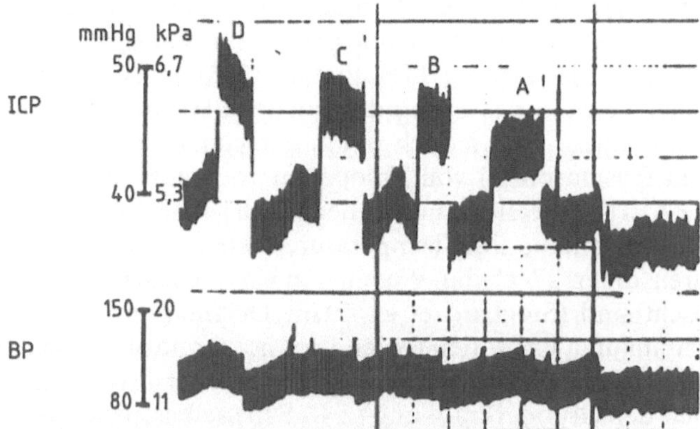

Abb. 59. Registrierung des intrakraniellen Drucks *(ICP)* und des Blutdrucks (A. radialis; *BP*) während 4 Perioden mit *(A–D)* und ohne Kopfhörer bei 15jährigem Patienten nach Schädel-Hirn-Trauma. Richtung der Ableitung von *rechts* nach *links*. Bemerkenswert der kontinuierliche, steile ICP-Anstieg in Periode *D* (>50 mm Hg), der erst durch Abnahme der Kopfhörer unterbrochen wird.

– mechanische Fortleitung des Kopfhörerdrucks auf das Endokranium als Folge des Verlustes der knöchernen Stabilität bei Frakturen des Gehirnschädels oder nach bitemporaler osteoklastischer Knochentrepanation;
– Auslösen von Reflexmechanismen durch die Auflage der Kopfhörerpolsterung über Strukturen der Regio retromandibularis;
– behinderter venöser Abfluß.

Als Alternative zu den Kopfhörern sollten somit unter der Bedingung des Vorliegens eines erhöhten ICP Schallschläuche oder Miniaturohrhörer Verwendung finden (Schwarz et al. 1988b, 1989; vgl. Abb. 60).

Besonderen Stellenwert erhalten die AEHP bei der Hirntoddiagnostik durch ihr Charakteristikum, der vergleichsweise geringen Empfindlichkeit

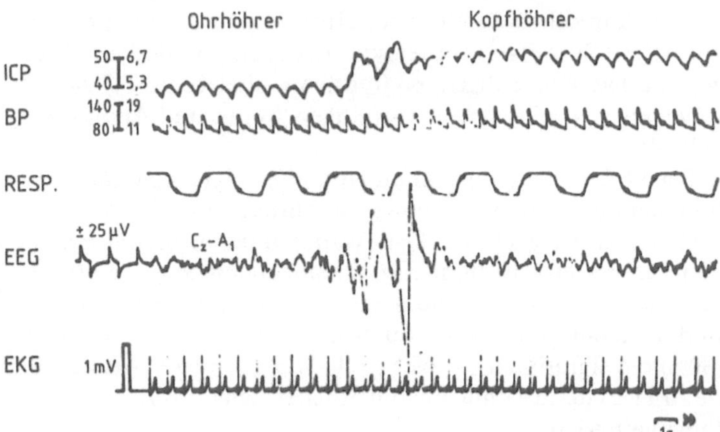

auf zentral wirksame Pharmaka und metabolische Effekte (Baumgärtner 1988). Während nach hochdosierten Barbituratgaben mit Plasmaspiegeln von beispielsweise 200 mg/l (Hall et al. 1985) bei isoelektrischem EEG und klinischen Zeichen des Hirntodes noch AEHP nachweisbar (Sutton et al. 1982) sein können, muß jedoch damit gerechnet werden, daß im Einzelfall bei einem Plasmaspiegel von Thiopental von ca. 65 mg/l und Lidocain 17,4 mg/l die AEHP reversibel auslöschen (Stöhr et al. 1986, Garcia-Larrea et al. 1987). Darüber hinaus sind Temperatureffekte zu berücksichtigen, da bei Temperaturen unter 27 °C die Wellen schwer identifizierbar oder überhaupt ausgelöscht sind (Stockard et al. 1978; Dorfman et al. 1981). Eine weitere Einschränkung kann bei fehlender Inputkontrolle noch durch eine vorbestehende Schwerhörigkeit bzw. Taubheit oder erworbene Hörschäden im Rahmen der Grunderkrankung (z. B. Schädelbasisfrakturen mit Behinderung der Schall- oder Reizleitung) verursacht sein. Zudem sei noch auf mögliche Effekte ototoxischer Substanzen wie Aminoglykoside oder Furosemid (Guerit et al. 1981) hingewiesen.

Abschließend sollen noch AEHP-Ableitungen präsentiert werden, welche auf die Diagnose wohl kaum einen Einfluß haben, andererseits als nicht selten auftretende Befunde beim Hirntod vorliegen. Eine *Amplitudenzunahme der Komponente I* kann nicht nur bei schweren Hirnstammläsionen (Starr 1976) bestehen, sondern wird auch beim Hirntod beschrieben (Hall et al. 1985). Diese ungewöhnlich große Ausprägung der Komponente I wird als Reflexion des Verlusts efferent-auditorischer, zentralnervöser Inhibition kochleärer Aktivität angesehen (Warr 1980; Gacek 1984).

Ein weiteres Phänomen im Rahmen von AEHP-Untersuchungen sind die *Stimulationsartefakte.* Es liegen durchaus vergleichbare Muster mit positiver Artefaktdarstellung bei AEHP-Ableitungen zum Zeitpunkt des Hirntodes vor (Starr u. Achor 1975; Hall et al. 1985; Buchner et al. 1986), ohne daß darauf weiter eingegangen wurde.

Bezugnehmend auf diese Ergebnisse und analoge Befunde im eigenen Untersuchungskollektiv (s. Abb. 61) wurden 20 Patienten (5 weiblich, 15 männlich) zwischen dem 14. und 62. Lebensjahr (mittleres Alter $33,2 \pm 15,1$ Jahre) mit den klinischen Zeichen des Hirntodes und hirnelektrischer Stille im EEG auf AEHP-Stimulationsartefakte (nach alternierender Stimulation mit Klicks) geprüft. Die Kontrollgruppe (mittleres Alter $26,9 \pm 5,3$ Jahre) umfaßte 33 Personen mit neurologisch unauffälligem Status und Anamnese (Methodik s. Tabelle 4).

Bei 14 der hirntoten Patienten (70%) zeigte sich ein deutlich ausgeprägter Stimulationsartefakt mit einer Amplitude von $0,26 \pm 0,12$ μV innerhalb von 0,7 ms nach Reizgebung. Das Auftreten bei hirntoten Patienten ist gegenüber dem Normkollektiv als signifikant anzunehmen (χ^2-Vierfeldertafel; $p < 0,025$; vgl. Tabelle 7). Die Auslenkung des Artefakts war bei 13 Patienten negativ und in einem Fall positiv. Im Normkollektiv wurde lediglich bei 12 Personen (36%) ein signifikant (t-Test: $p < 0,001$) geringerer Artefakt (mittlere Amplitude: $0,11 \pm 0,03$ μV) mit uneinheitlicher, teils positiver bzw. negativer Auslenkung gefunden.

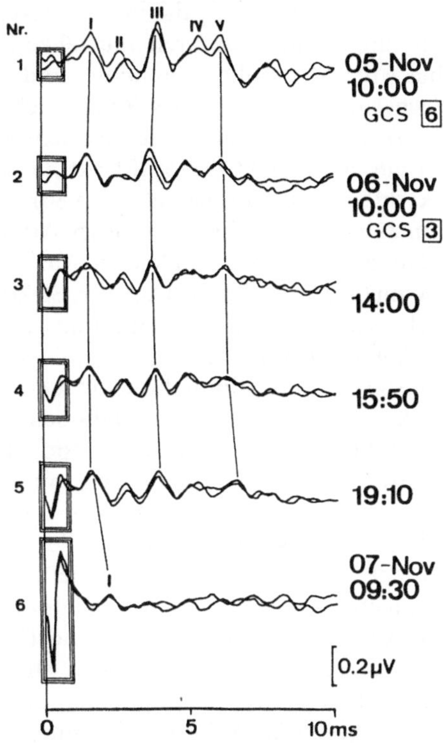

Abb. 61. AEHP-Stimulationsartefakte im Koma und beim Hirntod (Schädel-Hirn-Trauma; 31 Jahre, m.). Im Verlaufe von 6 Kontrolluntersuchungen (idente Seite und Stimulations- sowie Ableitebedingungen) zeigt sich mit Zunahme der pathologischen AEHP-Muster (innerhalb von 43 h) das Auftreten eines Stimulationsartefaktes; maximale Ausprägung weitere 14 h später bei klinischem Bild des Hirntodes und Verlust sämtlicher AEHP-Komponenten bis auf *Welle I (Kurve 6)*

Vorweg sei zur Stimulation prinzipiell angeführt, daß Sog- bzw. Druckimpulse zur Auslenkung des Trommelfells zum bzw. vom Reizgeber führen; sie sind in der Lage, die Form, Latenz und Amplitude der akustischen Reizantworten zu beeinflussen (Stockard et al. 1978; Stockard et al. 1979; Maurer et al. 1980). Bietet man diese Stimuli alternierend an, so werden reizbedingte Artefakte „herausgemittelt", die bei gleichbleibender Stimulusqualität der Klicks entstünden, und somit die Entstehung von Artefakten verhindern. In

Tabelle 7. Nachweis von AEHP-Stimulationsartefakten

AEHP-Untersuchungen	Stimulationsartefakt	
(n = 53)	nachweisbar	nicht nachweisbar
Probanden (n = 33)	12	21
Hirntod (n = 20)	14	6

gleicher Weise werden die in der präsynaptischen Region mit den Haarzellen und ihren Hilfsstrukturen entstehenden Potentiale der Elektrokochleographie, die Mikrophonpotentiale und das Summationspotential durch das Wechseln der Polarität des Reizes nicht zur Darstellung gebracht (Stockard et al. 1978). Die Annahme, daß es sich beim Vorliegen dieser Artefaktänderungen um einen elektrischen Effekt handelt, ist nach Untersuchungen mit Plastikschläuchen (Litscher et al. 1986) als Reizgeber kaum berechtigt. Ebenso kommen für das Entstehen dieses Artefakts die Auswirkungen einer Aufsummierung von Stimuli ungleicher Anzahl oder Intensität (Kontrolle der Stimuluseinheit durch das Institut für Elektro- und biomedizinische Technik der Technischen Universität Graz) aus technischen Gründen nicht in Betracht. Auch mit der frühen Komponente I (Hughes u. Fino 1980; Latenz ca. 1,1 ms), ausgelöst durch Stimulation mit Ohrhörern nach piezoelektrischem Prinzip mit konstanter Polarität, besteht schon aufgrund der unterschiedlichen Methodik kein Konnex. Beim Hirntod ist die Persistenz der Funktion extramedullärer Anteile des N. acusticus mit dem Nachweis der Komponente I und II bekannt (vgl. dazu in Analogie auch die von Haupt 1986 elektroneurographisch nachgewiesene Aktivität der peripheren Anteile des N. facialis); außerdem zeigen eigene Autopsiebefunde für den Einzelfall die Integrität des kochleären Apparats auch bei komplettem Komponentenverlust (I–V) auf. Per exklusionem wird nachfolgend für das Auftreten eines Stimulationsartefakts angenommen, daß diesem stimulationsbezogene Depolarisationsvorgänge in extrazerebralen Anteilen des akustischen Systems zugrunde liegen. Welche Stellung in diesem Zusammenhang die geänderten Impedanzbedingungen beim Hirntod (Lechner u. Ott 1973) einnehmen, ist genausowenig geklärt wie die Bedeutung der Hyperaktivität bzw. -exzitabilität desintegrierter neuronaler Strukturen (Iglesias et al. 1988; Kleinert, im Druck). Eine Lösung der Problematik von unterschiedlichen Antworten nach Sog- und Druckreizen, die vermutlich in der Physiologie des Innenohres gesucht werden kann, ist derzeit nicht in Sicht. Dazu müßten genauere Informationen über die tatsächlichen Druckverhältnisse im Gehörgang vorliegen. Die Schwierigkeiten bestehen allerdings schon darin, daß das Einführen eines Sondenmikroskops seinerseits den Schalldruckverlauf zusätzlich verändert (Maurer et al. 1985).

b) *Somatosensorisch evozierte Potentiale (SEP)*

Die somatosensorisch evozierten Potentiale lassen sich nach ihrer Latenz in frühe, mittlere und späte Reizantworten unterteilen. Späte somatosensorische Reizantworten (70–500 ms) werden bei Verlaufskontrollen und Prognostik komatöser Patienten, aber auch zur Beurteilung postakuter Phasen erfolgreich genutzt, zumal nicht nur die Integrität der primären sensorischen Leitungsbahn erfaßt wird, sondern auch komplexe Interaktionen unspezifischer thalamokortikaler Projektionen, kortikokortikale Verbindungen und die Aktivität des aufsteigenden retikulären Systems (Greenberg u. Ducker 1982; Pfurtscheller et al. 1985b; Schwarz 1988; zur Methodik s. Tabelle 4).

Die aufgrund obiger Zusammenhänge bestehende Vigilanzabhängigkeit dieses Parameters kann diesen als umfassend informativ erscheinen lassen, impliziert allerdings eine erhöhte Empfindlichkeit gegenüber zentral dämpfenden Substanzen. Dennoch kann bei einem medikamentös induzierten reversiblen isoelektrischen EEG und Nachweis später SEP-Antworten die Bewertung eines tief komatösen Zustandsbildes erfolgen und die Existenz dieser bioelektrischen Reizantwort als Ausschlußkriterium zum Hirntod genutzt werden – allerdings ist der Umkehrschluß, daß bei Erlöschen später SEP ein Hirntod vorliegt, nicht möglich. So können späte SEP-Komponenten in verschiedenen Komaphasen über den gesamten Skalpableitungen fehlen; dieser Befund enthält dann die prognostische Information im Sinne eines schlechten klinischen Ergebnisses (Pfurtscheller et al. 1985b).

Fallbeispiel Nr. 4

Bei einem 34 Jahre alten Patienten mit den klinischen Zeichen eines akuten Mittelhirnsyndroms 4 nach einem Schädel-Hirn-Trauma wurde Etomidat (Dosierung: 0,9 mg/kg) unter EEG- und SEP-Kontrolle verabfolgt. Während das EEG unter diesen Maßnahmen über sämtlichen Ableitungen als isoelektrisch imponierte (Abb. 62a, b), konnten eindeutige späte SEP mit einer Amplitude von 2 µV über allen Ableitungen nachgewiesen werden (Abb. 63).

Das Persistieren später SEP bei isoelektrischem EEG im obigen Fallbeispiel weist somit auf einen intakten somatosensorischen Leitungsweg und auf eine zumindest residuale Integrität komplex verknüpfter kortikaler und subkortikaler Strukturen; dieser Befund bedeutet weiter eine Entscheidungshilfe zum Ausschluß des Hirntodes im Falle des Vorliegens eines durch Etomidat induzierten isoelektrischen EEG.

Für die Hirntoddiagnostik haben jedoch nur die frühen SEP (Latenz < 70 ms) klinische Bedeutung erlangt (Frowein et al. 1987b, Bundesärztekammer 1986). Die frühen SEP werden nach elektrischer Stimulation peripherer Nerven (beispielsweise N. medianus) über dem sinnesspezifischen Rindenfeld als kortikale Antwort abgeleitet; zusätzlich können jedoch auch über der Wirbelsäule (spinale Antwort) bzw. über periphere Afferenzen (z. B. Armplexus) Potentiale dargestellt werden. Zur Methodik s. Tabelle 4 und Übersicht S. 72. Die geringe Beeinflussung durch zentral wirksame Pharmaka, geringere Artefaktanfälligkeit und Möglichkeit der Funktionsbeurteilung des Großhirns, Hirnstamms und Rückenmarks werden in der Intensivmedizin als Vorteile erachtet (Nau u. Rimpel 1987), was auch für die Hirntoddiagnostik genützt wird.

Folgende Muster der frühen somatosensorischen Reizantworten zeigen sich beim Hirntod: Der kortikale Primärkomplex (N20/P25) fällt beidseits aus. Die spinalen Reizantworten über der oberen (Dornfortsatz C2) teilweise auch unteren Nackenpartie (Dornfortsatz C7) sind mit unterschiedlicher Ausprägung ableitbar; die über dem Armplexus (Erb-Punkt) aufgezeichneten Potentiale bleiben unverändert. Tabelle 8 zeigt mögliche Kombinationen kortikaler, zervikaler und peripherer (Erb-Punkt) Antworten beim Hirntod.

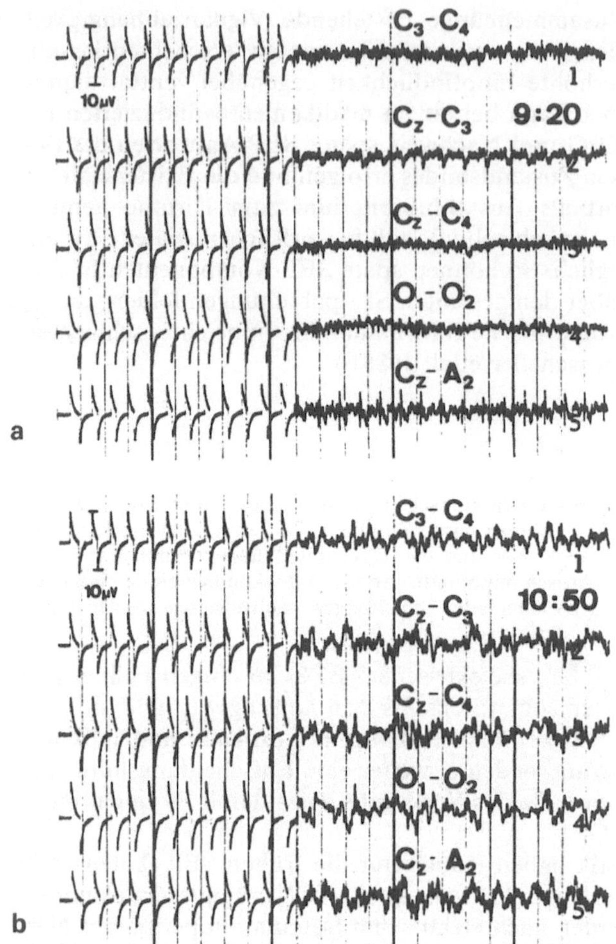

Abb. 62. a EEG unter Etomidatapplikation; Amplitude <2 µV, **b** EEG 90 min nach Registrieren von **a**; Amplitude >8 µV

Tabelle 8. Vier unterschiedliche SEP-Muster beim Hirntod zephal (C3', C4'), zervikal (C2, C7) sowie über dem Armplexus (Erb-Punkt) und frontaler Referenz abgeleitet. (Mod. nach Stöhr et al. 1987)

Ableitung	Welle	SEP-Muster			
		1	2	3	4
C3', C4'	N20/P25	−	−	−	−
C2	N13b	+	↓, −	↓, −	−
C7	N13a	+	+	↓	−
Erb		+	+	+	+

(+ unveränderte, − fehlende, ↓ amplitudengeminderte Reizantwort)

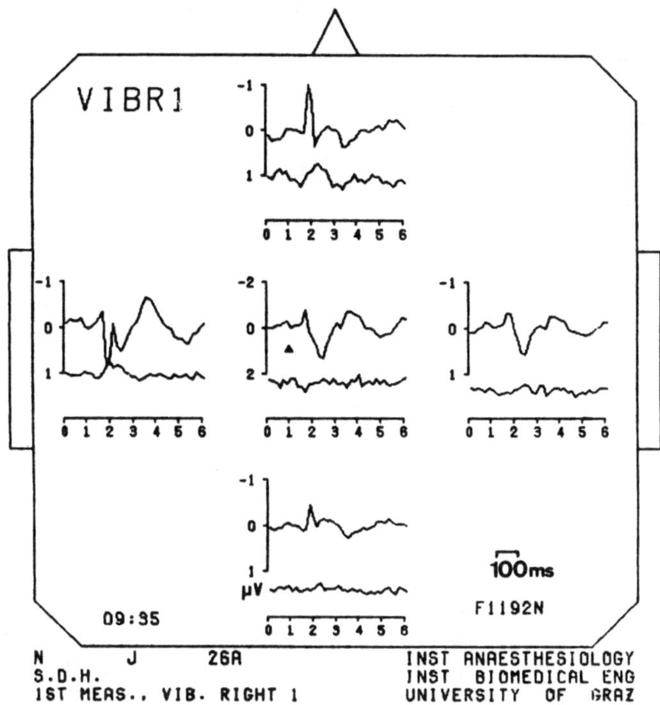

Abb. 63. Späte somatosensorisch evozierte Potentiale (SEP) unter Etomidat (synchron zu Abb. 62a). SEP über allen Ableitungen nachweisbar, mit einem Maximum über dem Vertex; Amplitude 2 µV

Unter der Annahme eines Ursprungs der über dem Dornfortsatz C2 registrierten Komponente N13b am zervikomedullären Übergang weisen Potentialänderungen darauf hin, daß der Funktionsausfall die Medulla erreicht hat. Sofern über der unteren Nackenpartie signifikante Veränderungen der SEP registriert werden, kann ein Fortschreiten des zentralnervösen Funktionsausfalls bis in kaudale Halsmarksegmente unterstellt werden (Stöhr et al. 1987). Die Ergebnisse einer kontinuierlichen Verlaufskontrolle der SEP an einem hirntoten Patienten (24 Jahre, Schädel-Hirn-Trauma) bestätigen dies; im Verlaufe von 8 h trat über der zervikal (Fz-C2) abgeleiteten somatosensorischen Antwort eine massive Amplitudendämpfung und letztlich Zeichen einer Desynchronisation auf (Abb. 64). Dieser elektrophysiologische Ablauf steht offenbar in Übereinstimmung mit den bekannten pathologisch-anatomischen Befunden im Sinne einer kaudalwärts (zervikomedullär) gerichteten Progredienz der neuronalen Schädigung beim Hirntod. Far-field-Techniken (Desmedt u. Cheron 1980) mit zusätzlichen Ableitungen bzw. extrakephalen Referenzen erlauben differenziertere Angaben hinsichtlich subkortikaler Antworten (Ganes u. Nakstad 1984; Stöhr et al. 1987; Buchner et al. 1988).

Bezüglich der Validität der EP liegen nicht nur zu den AEHP, sondern auch SEP kritische Stellungnahmen vor (Ferbert et al. 1985; Guerit 1986;

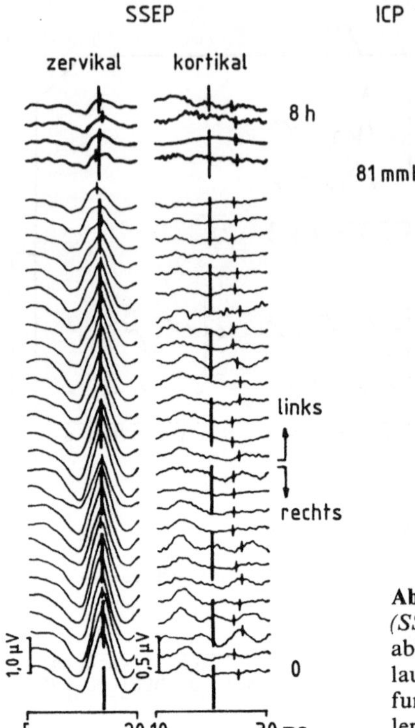

Abb. 64. Somatosensorisch evozierte Potentiale *(SSEP)* beim Hirntod. Kortikale Antworten nicht ableitbar; die zervikale Antwort zeigt über den Verlauf von 8 h eine fortlaufende Amplitudendämpfung (auf ⅓ des Ausgangswertes). *ICP* intrakranieller Druck

Nau et al. 1987). Am Beispiel des Persistierens einer somatosensorischen Antwort (retrorolandisch) bei 48 ms und zugleich bestehendem zervikalen SEP (15 ms) im Widerspruch zu erfüllten Hirntodkriterien zeigt Guerit (1986), daß ein Anlaß zur Annahme geliefert werden kann, es bliebe eine intrakranielle Aktivität erhalten. In dieser Situation ist zur Abklärung die Applikation eines nichtdepolarisierenden Muskelrelaxans (z. B. Pancuronium) indiziert. Erlischt mit der neuromuskulären Blockade die fragliche vom Skalp abgeleitete Aktivität, so kann davon ausgegangen werden, daß letztere ein Produkt myogener Kontamination ist. Dieses Vorgehen ist als Alternative den explorativen Positionsänderungen der Referenzelektrode vorzuziehen (Guerit 1986), wenn unerwartete evozierte Aktivitäten bei sonst komplett erfüllten Hirntodkriterien auftreten.

Die SEP sind aber auch im Falle des Verlustes kortikaler und zervikaler Antworten, also eines beim Hirntod möglichen SEP-Musters (Tabelle 8), nicht vorbehaltslos und von vornherein als Zeichen fehlender zerebraler Aktivität zu bewerten; dazu der folgende Bericht.

Fallbeispiel Nr. 5

Ein 32 Jahre alter Patient erlitt infolge eines Verkehrsunfalls ein Polytrauma mit schwerer Schädel-Hirn-Verletzung. Die Primärversorgung erfolgte in einer peripheren Krankenhauseinheit; nach Übernahme des Patienten zeigte die computertomographische Untersuchung des Gehirnschädels und der Halswirbelsäule eine massive Hirnschwellung mit transtentorieller Herniation (Abb. 65), jedoch keine Hinweise auf ossär-traumatische Veränderungen der Halswirbelsäule (Abb. 66). Klinisch bestand totaler Ausfall der spinalen Reflexe, Hirnstammareflexie und Apnoe; das EEG war isoelektrisch. Somatosensorisch evozierte Potentiale waren weder kortikal noch zervikal (C2 und C7), sondern lediglich über dem Erb-Punkt ableitbar (Abb. 67). Die 12 h nach Kreislaufstillstand durchgeführte Autopsie lieferte nicht nur die Bestätigung der schweren Hirnschädigung, sondern u. a. auch eine ausgeprägte zervikal lokalisierte Rückenmarkläsion (Abb. 68).

Unter unklaren Voraussetzungen kann durch das Fehlen der zervikalen SEP bei ableitbarer Aktivität über dem Erb-Punkt eine zervikale Rückenmarkläsion (bei erloschener Antwort) aufgedeckt werden. Dies bedeutet aber auch, daß das Erlöschen zervikaler Antworten nicht nur als sekundäre Begleiterscheinung des Halsmarks beim Hirntod eintreten kann. Ohne Inputkontrolle ist somit das Fehlen kortikaler SEP für die Evaluierung des Untergangs der zerebralen Funktion nicht verwertbar, wenn nicht der Verlust einer zuvor manifesten kortikalen Antwort dokumentiert ist.

c) Visuell evozierte Potentiale (VEP)

Über die Wertigkeit der VEP (Methodik s. Tabelle 4) im Rahmen der Komadiagnostik bestehen uneinheitliche Auffassungen. Da der primäre visuelle,

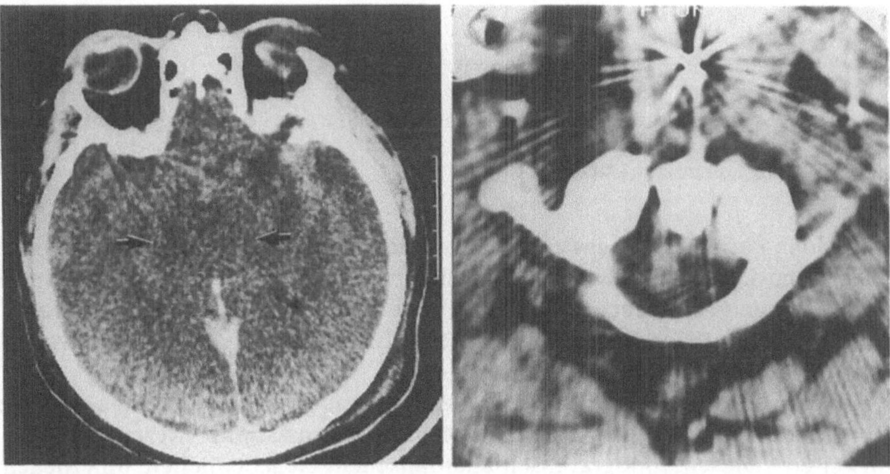

Abb. 65 *(links).* Computertomographie des Schädels: massive Hirnschwellung und transtentorielle Herniation *(Pfeile)*

Abb. 66 *(rechts).* Computertomographie der Halswirbelsäule: keine ossär-traumatischen Veränderungen (intraspinale Strukturen sind durch Artefaktüberlagerungen nicht beurteilbar)

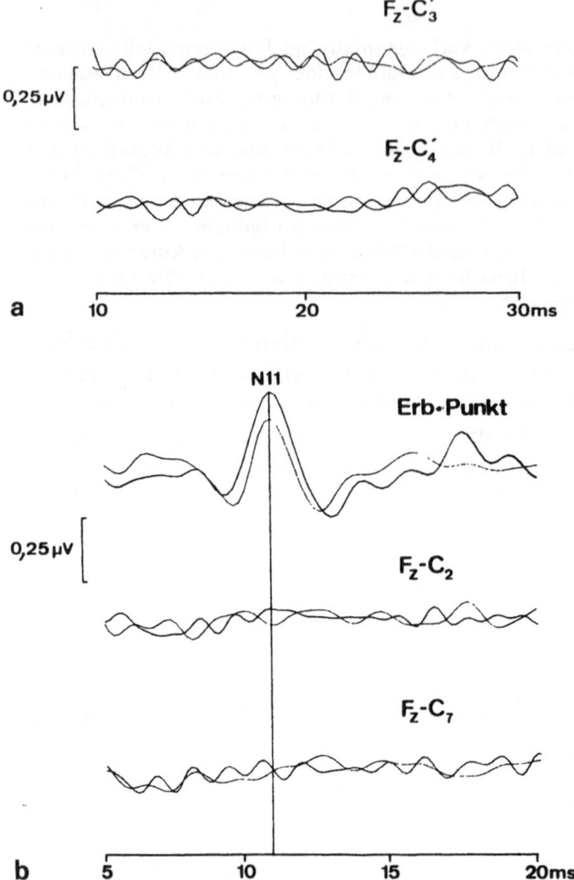

Abb. 67a, b. Somatosensorisch evozierte Potentiale (SSEP). **a** keine kortikale Antworten beidseits. **b** Zervikale Antworten (Fz–C2, F2–C7) nicht ableitbar; Komponente *N11* über dem Erb-Punkt kommt zur Darstellung

genikulokalkarine Leitungsweg im Gegensatz zu den somatosensorischen und akustischen Leitungsbahnen den Hirnstamm nicht passiert, sind die geringen Korrelationen (Greenberg et al. 1977; Lindsay et al. 1981) der über dem primären visuellen Rindenfeld abgeleiteten VEP mit dem aktuellen klinischen Status und Verlauf nicht überraschend.

Andererseits existieren extragenikuläre Fasern (Cowey 1964), die u.a. auch Projektionen zu den retikulären Neuronen des Hirnstamms (Mesenzephalon) aufweisen. Diesen topographisch-anatomischen Gegebenheiten unterliegen bei komatösen Patienten offenbar die Alterationen der VEP-Skalptopographie (Abb. 69a, b); letztere erweitert somit die Palette der Beurteilung komatöser Zustandsbilder (Pfurtscheller et al. 1985b; Schwarz et al. 1988c).

Das zu erwartende VEP-Muster beim Hirntod ist durch das Erlöschen der visuellen Reizantworten über sämtlichen Ableitungen gekennzeichnet.

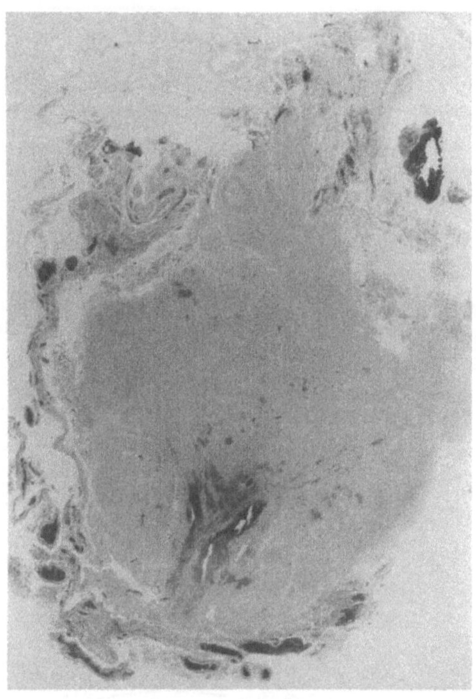

Abb. 68. Zervikales Rückenmark (Übergang Segment C1 – Medulla oblongata) bei Conquassatio und Contusio spinalis: ausgedehnte Kontusionen, Hämorrhagie und hämorrhagische Destruktion zentraler Rückenmarkabschnitte (um Zentralkanal). Zerreißung dorsaler Anteile der Dura mater und Austritt von Rückenmarksubstanz, ausgeprägtes Ödem. Blutstauung spinaler Gefäße in leptomeningealen Abschnitten

Jörgensen u. Trojaborg (1971) konnten beim klinischen Bild des Hirntodes und Vorliegen eines isoelektrischen EEG okzipital lichtinduzierte Potentiale ($< 1 \mu V$) ableiten, von denen angenommen wird, daß sie extrazerebraler Genese sind und im Sinne eines Elektroretinogramms imponieren können.

Ferbert et al. (1986) hingegen beschrieben die Persistenz eines okzipitalen VEP unter dem klinischen Bild einer Hirnstammareflexie und Apnoe. Zugleich bestand jedoch auch eine hirnelektrische Aktivität mit langsamen α-Rhythmen. Unter den Bedingungen eines „isolierten Hirnstammtodes" ist aufgrund der oben beschriebenen anatomischen Gegebenheiten des Verlaufs des visuellen Systems (Aussparung des Hirnstammes) die Existenz eines VEP vom theoretischen Ansatz her interpretierbar, während die AEHP und SEP wegen der Hirnstammpassage der entsprechenden Leitungsbahnen nicht zur Darstellung kommen. Die Ableitung eines okzipitalen VEP beim Vorliegen des klinischen Bildes des Hirntodes und eines isoelektrischen EEG im Rahmen eines SHT scheint mit den beiden obigen Befunden nicht vergleichbar. Dazu das folgende Beispiel (aus Pfurtscheller et al. 1985a).

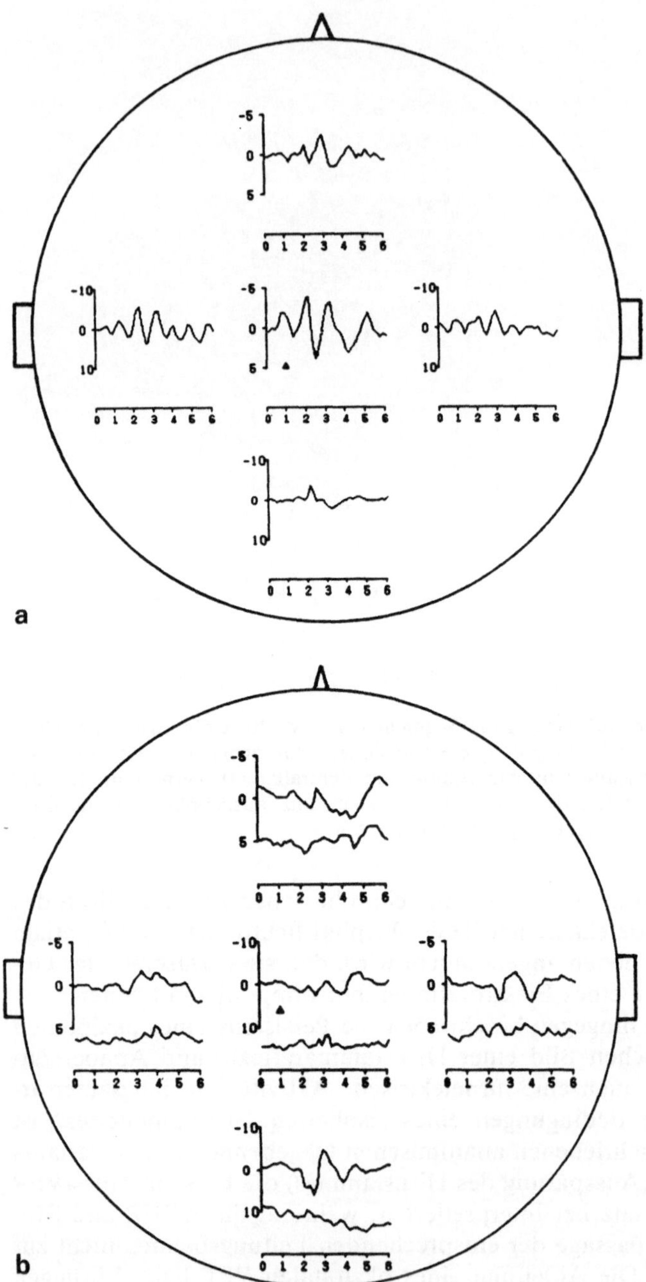

Abb. 69a, b. Visuell evozierte Potentiale (VEP). **a** VEP-Skalptopographie bei gesunder Kontrollperson; maximale VEP-Ausprägung über dem Vertex. **b** VEP-Skalptopographie bei Mittelhirnsyndrom III (Schädel-Hirn-Trauma; 17 Jahre, w.); größte Ausprägung okzipital (Abszisse: 1 Einheit ≙ 100 ms; Ordinate: μV)

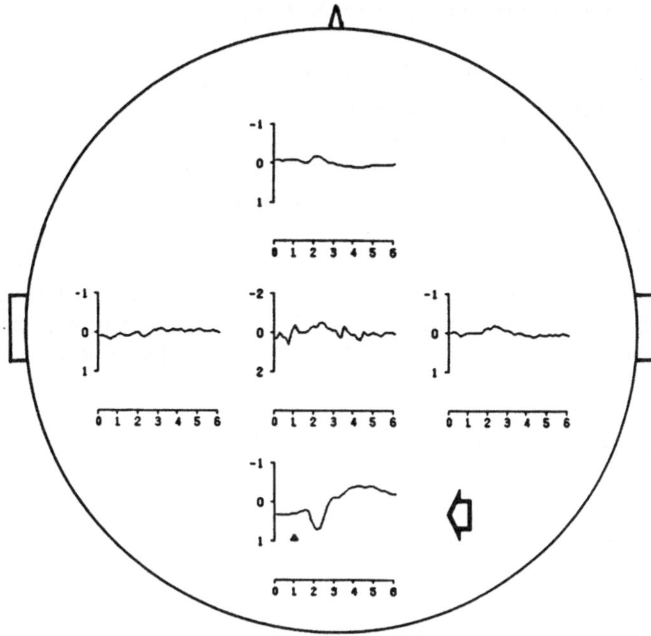

Abb. 70. Visuell evozierte Potentiale (VEP) beim Hirntod (Schädel-Hirn-Trauma; 6 Jahre, w.); persistierendes occipitales Potential

Fallbeispiel Nr. 6

Ein 6 Jahre altes Mädchen erlitt im Rahmen eines Verkehrsunfalls ein Polytrauma mit schweren Schädel-Hirn-Verletzungen.
CT-Befund: akutes Subduralhämatom, massive Hirnschwellung, Blutung im Bereich der Basalganglien.
Das Hämatom wurde operativ entleert. Am folgenden Tag kam es zu einer computertomographisch belegten weiteren Zunahme der Hirnschwellung und Massenverschiebung nach rechts. Das klinische Bild war durch eine komplette Hirnnervenareflexie geprägt. Es bestand eine Apnoe; das EEG war isoelektrisch. In dieser Phase konnte über einen Zeitraum von 5 h ein deutliches okzipitales VEP registriert werden (Amplitude 1 µV, Latenz 110 ms) (Abb. 70). Eine zerebrale Angiographie und Obduktion wurden nicht durchgeführt. Das Kind starb mit den Zeichen einer Kreislaufparalyse.

Seitens des zeitlichen Auftretens und der Amplitudenausprägung des okzipitalen VEP wurde im obigen Fall ein Elektroretinogramm nicht angenommen. Umgekehrt sind analoge VEP-Verteilungen mit einem monophasischen, negativen, okzipital präservierten VEP bei linksseitiger Hirnläsion bekannt (Schwarz et al. 1988 c). Dieses z. T. tiefen Komaphasen angenäherte VEP-Muster (Pfurtscheller et al. 1985 b) könnte spekulativ als etwaiges Äquivalent von neuronalen Restfunktionen des visuellen Systems bewertet werden.

Blinkreflex (Orbicularis oculi Reflex)

Die Auslösung dieser Reizantwort erfolgt elektrisch perkutan über dem Foramen supraorbitale (supraorbitaler Ast des N. trigeminus) und Processus mastoideus (N. facialis). Die Oberflächenelektroden werden über dem M. orbicularis oculi beidseits plaziert, referenziert gegen eine nasale Elektrode. Beim Hirntod kommt es zum beidseitig kompletten Ausfall der frühen und späten Komponenten; eine Antwort der peripheren Anteile des N. facialis bleibt erhalten (Mehta u. Seshia 1976). Die Signifikanz des fehlenden Blinkreflexes hängt von der klinischen Situation ab, weil Komata unter dem Einfluß von z. B. Barbituraten oder metabolischen Entgleisungen zu einem reversiblen Verlust der Reflexantwort führen können (Lyon et al. 1972).

Elektroretinogramm

Als Antwort auf eine intermittierende Photostimulation erfolgt die Ableitung dieser elektrophysiologischen Reizantworten mit Stirn- oder infraorbitalen Elektroretinogramms über einen längeren Zeitraum als Zeichen einer geringeren Empfindlichkeit der neuronalen Retinastrukturen als der des Kortex zu interpretieren (Arfel 1967).

Subkortikale EEG-Ableitungen, Gleichspannungsregistrierung und *provozierte Poteniale* (nach direkter elektrischer Reizung der Hirnrinde) sind elektrophysiologische Meßverfahren, die als Methode invasiv und vergleichsweise kompliziert und demzufolge im klinischen Ablauf nur ausnahmsweise anwendbar sind.

4 Hirntod in der Pädiatrie

Im Vergleich zum Erwachsenen ergeben sich für die Definition beim Neugeborenen und für das frühe Kindesalter ungleich größere Schwierigkeiten. Während die Hirnleistung des Erwachsenen abschätzbar ist, Basisregulationen der Atmung, des Kreislaufs und der Temperatur adaptiert sind, ist dies gerade für das Neugeborene nicht der Fall; das Vorliegen einer Funktionsminderung dieser Qualitäten kann evtl. Anlaß für Fehleinschätzung sein. Zur größeren Schädigungstoleranz, dem breiteren Reparations- und Regenerationspotential (Plastizität; Isler 1985) kommen bei der Gegenüberstellung zu höheren Altersstufen gänzlich unterschiedliche anatomische Voraussetzungen. Wohl sind die Reservevolumina (z. B. Zysternen) geringer, aber die Schädel-Dura-Kapsel mit den offenen Schädelnähten und Fontanellen ist in der Lage, einem erhöhten intrakraniellen Druck nachzugeben. Aufgrund dieser Ausweichmöglichkeiten ist der Nachweis einer Infarzierung in Form einer totalen Nekrose nicht zu fordern. Das Faktum einer fehlenden Stauungspapille bestätigt seitens der Klinik die Auffassung, daß es sich beim Hirntod im Neugeborenen- und frühen Kindesalter nicht um eine ischämische Totalnekrose, sondern eine durch lokale Schädigung hervorgerufene topisch einzuordnende Symptomatik handelt. Dies liefert die Grundlage für die fehlende Evaluierung durch eine Angiographie, repräsentiert als totaler intrakranieller Perfusionsstopp. Weiter ist diese Untersuchung in diesem Lebensalter technisch schwierig durchführbar und kann per se letal sein (Müller 1973). Schwierigkeiten bestehen auch bei der EEG-Diagnostik. Einerseits können Hämatome (Caput succendaneum) oder Ödeme der Kopfschwarte (Pendl 1986) ein isoelektrisches Hirnstrombild vortäuschen, andererseits liegen selbst bei schwerster Hirnstammschädigung mit nachfolgendem Exitus EEG-Potentiale über dem von der A. carotis versorgten Restorgan vor (Müller 1973; Ashwal u. Schneider 1979). Eine Bewältigung der Problematik versucht man durch die Miteinbeziehung des Zeitfaktors. Die Schwebezeit wird beim Kleinkind über mindestens 24, beim Neugeborenen bis 72 h verlängert. In Einzelfällen wie entzündlichen und postvakzinalen Enzephalopathien, aber auch intrazerebralen Blutungen wird überhaupt eine große Zurückhaltung geübt (Habel u. Schneider 1975). Die Radionuklidbolustechnik (Ashwal u. Schneider 1979; Galakse u. Schober 1988), vergleichende Untersuchungen des Computertomogramms des Gehirnschädels (Komprimierung der Zisternen) mit intrakraniellen Druckwerten (>20 mm Hg; Pfenninger 1984) oder Doppler-Ultraschalluntersuchungen (A. cerebri anterior über die vordere Fontanelle bzw. der A. carotis communis vom Nackenbereich; McMenamin u. Volpe 1983, Ahmann et al. 1987), Ableitung evozierter Poteniale (Moshe u. Alvarez 1986) sowie Bestimmung der Herzratenvariabilität (Kero 1978) sind Konzepte, die Möglichkeiten zur Erfassung des Hirntodes in der Pädiatrie zu erweitern.

5 Plausibilitätskontrolle „Hirntod" durch den an einer Organentnahme beteiligten Anästhesisten?

Der bei der Organentnahme involvierte Anästhesist ist seinerseits wohl nicht für die Diagnose Hirntod verantwortlich, setzt aber letztlich vielfach die letzte „ärztliche Handlung" durch die Diskonnektion vom Beatmungsgerät oder durch Applikation der kardioplegischen Lösung. Es scheint also für den betreffenden Anästhesiologen opportun, eine Plausibilitätskontrolle der Diagnose Hirntod im weiteren Sinne durchzuführen, dies v.a. dann, wenn der Patient nicht aus der eigenen Intensivstation transferiert wurde. Das heißt, so wie präoperative Befunde wie z.B. Laborergebnisse nicht nur erfaßt, sondern auch auf ihren Gehalt geprüft werden, sollte man im Vorfeld einer Organentnahme zusätzlich die Hirntoddiagnose einer nochmaligen eigenen Kontrolle unterziehen.

Folgende Überprüfungen erscheinen ohne erheblichen Zeitaufwand realisierbar:

a) Klärung einer ausreichenden Dokumentation des Hirntodes: Liegt ein „Hirntodprotokoll" vor und wurde dieses von dem/den hierfür Verantwortlichen (Stationsarzt und/oder entsprechender Konsiliararzt) unterzeichnet?
b) Kontrolle, ob entsprechende Schwebezeiten eingehalten wurden.
c) Einsicht in die Zusatzbefunde (EEG, zerebrale Angiographie etc.).
d) Kurze eigene Prüfung einer Reihe von Hirnnervenreflexen auf ihren Ausfall: Testung von Pupillenreflex (notfalls mit dem Laryngoskop als Lichtquelle), Kornealreflex (mittels Tupfer), Husten- und Trachealreflex (endotracheales Absaugen) sowie Würgereflex (durch Manipulation am Endotrachealtubus), Okulozephalreflex und Reaktion auf Trigeminusschmerz; diese Prüfungen sind ggf. auch noch auf dem Operationstisch durchführbar.

Um eventuelle Unsicherheiten frühzeitig klären zu können, ist zudem die exakte Dokumentation folgender Punkte sinnvoll:

- vegetative Antworten bzw. motorische Reaktionen auf chirurgische Stimuli während der Explantation;
- Spinalisationszeichen während des Umlagerns auf den bzw. Lagerns am Operationstisch durch das Operationspersonal (z.B. ungewolltes Auslösen eines tonischen Nackenreflexes);
- motorische Antworten nach der Diskonnektion vom Narkosegerät (z.B. „Lazarus-Zeichen").

Auf die Möglichkeit einer computerunterstützten Diagnose wird im Anhang (Abschn. „Expertensystem") Stellung genommen.

6 Notfallmedizin – Hirntod

Zur Beurteilung medizinischer Handlungen vor Eintritt des Hirntodes stellt sich die Frage nach dem Umfang der ärztlichen Lebenserhaltungspflicht, wenn es darum geht zu entscheiden, ob und in welchem Umfang Reanimationsmaßnahmen ergriffen werden bzw. wann und wie sie beendet werden.

Aus der Funktion des Notarztdienstes, lebensbedrohliche Zustände (in erster Linie Atem- und Kreislaufstillstand) bei Notfallpatienten zu beseitigen, ergibt sich, daß an die ärztliche Lebenserhaltungspflicht andere Maßstäbe zu setzen sind. Dem Notfallteam steht am Einsatzort nur eine knappe Zeitspanne zur Verfügung, innerhalb derer Atmung und Kreislauf wieder in Gang gebracht werden müssen, soll es nicht zu einer irreversiblen Schädigung des Gehirns kommen. Wenngleich es leider keine Seltenheit ist, daß eine Reanimation zwar erfolgreich war, aber zugleich eine schwere Schädigung des Gehirns vorliegt, weil die Zeitspanne Atem-Herz-Kreislauf-Stillstand zu lange gedauert hatte, ist auch der Umkehrfall denkbar: ein Herz-Kreislauf-Stillstand hat z. B. nur für den Laien, der den Notarztdienst verständigt, scheinbar vorgelegen. Das Notfallteam hat also die Pflicht, lebenserhaltende Maßnahmen am „Notfallpatienten" vorzunehmen, auch um die Garantie zu geben, daß diese auch tatsächlich erfolgen (Lippert 1982). Aber auch die klinische Beurteilung ist unter den Bedingungen einer Notfallsituation (Kreislaufschock, Unterkühlung, Intoxikation) nicht adäquat; die Untersuchung von Hirnstammreflexen ist oft genug unmöglich: schwere Gesichtsschädelverletzungen verhindern, daß die Hirnnervenreflexe in ihrer Gesamtheit prüfbar sind. Bei einem nicht gesicherten Ausschluß einer zervikalen Mitbeteiligung im Rahmen eines Schädel-Hirn-Traumas sollte auf die Untersuchung des Okulozephalreflexes überhaupt verzichtet werden (Gerstenbrand 1967). Zudem können Pharmaka, die in der Notfallmedizin zum Einsatz kommen, wie das Dopamin, bei entsprechend hoher Dosierung zu weiten, reaktionslosen Pupillen führen und dieses klinische Zeichen vorübergehend unbrauchbar machen; dazu liegt der Ausschluß einer Intoxikation am Ort des Unfallgeschehens außerhalb der gegebenen Möglichkeiten. Nicht zuletzt ist beim zeitlichen Ablauf eines Notfalleinsatzes das Einhalten von geforderten Schwebezeiten ohnehin unmöglich. Dies bedeutet summarisch, daß die Feststellung des Hirntodes und evtl. daraus zu ziehende therapeutische Konsequenzen durch den notärztlichen Dienst am Einsatzort besser unterbleiben sollten.

Anhang

A. Koma-Hirntod-Datenbank und künstliche Intelligenz: Expertensystem „BRAINDEX"

Datenbanken sind generell Systeme zur Archivierung von Gesamtdaten und können in dieser Funktion auch für eine umfassende Dokumentation des Hirntodes genutzt werden. Aufbauend auf den Daten einer sog. „Hirntod-Koma-Datenbank" findet diese Funktionseinheit Eingang in die Entwicklung einer intelligenten Programmformation (künstliche Intelligenz) zur Diagnoseunterstützung als Expertensystem für die Hirntoddiagnostik.

Die Funktionen des auf Koma und Hirntod fokussierten Datenbanksystems sind das Verwalten und Speichern erhobener Patientendaten. Des weiteren ist eine Plausibilitätsprüfung angeschlossen, die ihrerseits die einfachste Form einer Diagnoseunterstützung darstellt. Inkonsistente Daten werden erkannt und auf ihre Sinnhaftigkeit geprüft. Für die Diagnoseunterstützung werden die Untersuchungsdaten vom Datenbankprogramm aufbereitet und eine zeitweise interaktive Realisierung mit dem Expertensystem-Shell „PC Plus" herbeigeführt. Das Gesamtsystem wird derzeit auf einem IBM PS 2/60 unter MS-Dos, Version 3.2 betrieben. Das Gerät ist mit 1 Mbyte Kernspeicher, 40 Mbyte Festplatte, 3,5-Zoll-Diskettenlaufwerk mit 1,44 Mbyte Speicherkapazität und einem arithmetischen Koprozessor ausgestattet. Des weiteren werden ein Farbgraphikmonitor (EGA-Schirm) sowie Matrixdrucker (Star ND-15) verwendet.

Datenerfassung

Die Untersuchungsdaten werden anhand eines speziellen Erhebungsbogens (Abb. 71 a–g) aufgenommen. Dieser wurde so konfiguriert, daß er auch von Vertretern unterschiedlicher Fachrichtungen benutzt werden kann, die in interdisziplinärer Überschneidung mit dem Problemkreis Koma und Hirntod befaßt sind. Für eine breitere Anwendung wurde angestrebt, die Qualität der Daten, die bei Erfassungsbögen dieser Art die Qualität wohl mitbestimmen, möglichst ausgewogen zu minimieren, um die geforderten Angaben innerhalb eines tolerierbaren Zeitrahmens protokollieren zu können. Eingeflossen sind in das Erhebungskonzept zahlreiche Faktoren wie beispielsweise die nationalen und internationalen Richtlinien zur Bestimmung des Hirntodes, umfassende themenbezogene Literaturzitate und die Ergebnisse eigener Untersuchungen und Kriterien.

Univ. Klinik f. Anästhesiologie Graz - Koma/Hirntod-Datenbank Seite 1

Verwaltungsdaten

Untersuchung : Nr. Datum Zeit
T T M M J J   H H M M

Nachname:

Vorname:

Geboren: Alter:
T T M M J J

Geschlecht: ☐ 1 männlich
☐ 2 weiblich

Ursache der Einweisung:
☐ 1 SHT isoliert
☐ 2 SHT mit Polytrauma
☐ 3 metabolisch-endokrine Hirnsch.
☐ 4 hypoxische Hirnschädigung
☐ 5 ischämische Hirnschädigung
☐ 6 vaskuläre Hirnschädigung
☐ 7 entzündliche Hirnschädigung
☐ 8 Intoxikation
☐ 9 Schock
☐ 10 primäre Hypothermie
☐ 11 andere Ursache

Krankheitsbeginn
Datum Zeit
T T M M J J   H H M M

Aufnahme an d. ICU
Datum Zeit
T T M M J J   H H M M

Hirnläsion ☐ 1 primär   bei 1.: ☐ 1 supratentoriell
☐ 2 sekundär ☐ 2 infratentoriell
☐ 3 beides ☐ 3 beides

☐ 1 Verkehrsunfall
☐ 2 Sportunfall
☐ 3 Arbeitsunfall
☐ 4 Suicid
☐ 5 sonstiges

CT/NMR - Befund

Datum Zeit
T T M M J J   H H M M

Befund ☐ 1 CT
☐ 2 NMR

Mittellinienverschiebung ☐ 1 ja
☐ 2 nein

Epiduralhämatom ☐ 1 ja   Haematocephalus ☐ 1 ja   Herniationszeichen ☐ 1 ja
☐ 2 nein ☐ 2 nein ☐ 2 nein

Subduralhämatom ☐ 1 ja   Hydrocephalus ☐ 1 ja   Tumor ☐ 1 ja
☐ 2 nein ☐ 2 nein ☐ 2 nein

intracerebrales Hämatom ☐ 1 ja   Pneumocephalus ☐ 1 ja   Kontusionsherde ☐ 1 ja
☐ 2 nein ☐ 2 nein ☐ 2 nein

Subarachnoidalblutung ☐ 1 ja   Hirnödem / ☐ 1 ja   Infarkt ☐ 1 ja
☐ 2 nein -schwellung ☐ 2 nein ☐ 2 nein

Ausführlicher CT/NMR-Befund:

____

____

____

Koma - Befund

Konzentration Einheit

Voraussetzungen   Plasmaspiegel

Es besteht zum Zeitpunkt   metabol.-endokr. ☐ 1 ja
der Untersuchung   Hirnschädigung ☐ 2 nein

Schock ☐ 1 ja
☐ 2 nein

prim. Hypothermie ☐ 1 ja
☐ 2 nein

☐ 1 Benzodiazepine
☐ 2 Barbiturate / i.v.-Anästhetika
☐ 3 Antidepressiva
☐ 4 Neuroleptika
☐ 5 Antiepileptika
☐ 6 Opiate
☐ 7 Alkohol
☐ 8 multipel
☐ 9 andere ZNS-wirksame Pharmaka
☐ 10 kein path. Befund

Pharmaka / Intoxikation

Patient steht zur Zeit der
Untersuchung unter dem Einfluss von

ZNS-wirksamen ☐ 1 ja
Substanzen ☐ 2 nein   Letzte Gabe vor   Kommentar
☐ 3 fraglich H H M M

Muskelrelaxation ☐ 1 ja
☐ 2 nein   Letzte Gabe vor
H H M M

Ludwig Boltzmann-Institut f. medizinische Informatik, Graz   V: 5.2

Abb. 71. a

Abb. 71 a–g. Koma-Hirntod-Erhebungsbögen. **b–g** s. S. 101–106

Univ. Klinik f. Anästhesiologie Graz -   Koma/Hirntod-Datenbank   Seite 2

Koma - Scaling

Komabewertung
☐ 1 MHS 1
☐ 2 MHS 2
☐ 3 MHS 3
☐ 4 MHS 4
☐ 5 BHS 1
☐ 6 BHS 2
☐ 7 Hirntod

Bewusstseinslage
☐ 1 klar
☐ 2 somnolent
☐ 3 soporös
☐ 4 bewusstlos

Glasgow-Coma-Scale:

Augen öffnen
☐ 1 nichts
☐ 2 auf Schmerzreiz
☐ 3 auf Geräusch
☐ 4 spontan

Verbale Beantwortung
☐ 1 nichts
☐ 2 unartikuliert
☐ 3 unpassend
☐ 4 verwirrt
☐ 5 orientiert

Motorische Antwort
☐ 1 nichts
☐ 2 Streckung
☐ 3 abnormal
☐ 4 Beugung entzieht
☐ 5 Schmerzlokalisation
☐ 6 Befehlsausführung

GCS ☐

Innsbrucker-Koma-Skala:

Anruf
☐ 0 nichts
☐ 1 Streckreaktion
☐ 2 besser als 1
☐ 3 Zuwendung

Augen öffnen
☐ 0 nichts
☐ 1 nach Schmerz
☐ 2 auf Anruf
☐ 3 spontan

Bulbusstellung
☐ 0 divergent fixiert
☐ 1 divergent wechselnd
☐ 2 Bulbuspendeln
☐ 3 optisches Folgen

Schmerzreiz
☐ 0 nichts
☐ 1 Streckreaktion
☐ 2 besser als 1
☐ 3 geziehlt

Pupillenweite
☐ 0 weit
☐ 1 erweitert
☐ 2 verengt
☐ 3 normal

orale Automatismen
☐ 0 keine
☐ 1 nach Reiz
☐ 2 spontan

Körperhaltung
☐ 0 schlaff
☐ 1 Streckstellung
☐ 2 besser als 1
☐ 3 normal

Pupillenreaktion
☐ 0 keine
☐ 1 spur
☐ 2 unausgiebig
☐ 3 ausgiebig

IKS ☐

Hirnnervenreflexe

	links	rechts
Pupillenweite	☐ 1 eng	1 ☐
	☐ 2 mittel	2 ☐
	☐ 3 weit	3 ☐
Lichtreaktion	☐ 1 prompt	1 ☐
	☐ 2 schwach	2 ☐
	☐ 3 fehlend	3 ☐
	☐ 4 nicht beurteilbar	4 ☐
Cornealreflex	☐ 1 prompt	1 ☐
	☐ 2 schwach	2 ☐
	☐ 3 fehlend	3 ☐

Oculo-ceph. Reflex
☐ 1 positiv
☐ 2 negativ

Vestibulo-okulärer R.
☐ 1 positiv
☐ 2 negativ

Trigeminusschmerz
☐ 1 ja
☐ 2 nein

Schluckreflex
☐ 1 positiv
☐ 2 negativ

Würgereflex
☐ 1 positiv
☐ 2 negativ

Hustenreflex
☐ 1 positiv
☐ 2 negativ

Trachealreflex
☐ 1 positiv
☐ 2 negativ

Masseterreflex
☐ 1 positiv
☐ 2 negativ

Kommentar [____________________]

Vegetativum

Apnoetest (CO_2 über 60 mmHg)
☐ 1 durchgeführt
☐ 2 nicht durchgeführt

Apnoe
☐ 1 ja
☐ 2 nein

CO_2 I [____] CO_2 II [____]

O_2 I [____] O_2 II [____]

Atropintest
☐ 1 Herzfrequenzanstieg
☐ 2 kein Anstieg

Körpertemperatur [____] °C

Tendenz
☐ 1 konstant
☐ 2 steigend
☐ 3 sinkend
☐ 4 schwankend

Verlust der physiologischen Temperatur-Tagesschwankung
☐ 1 ja
☐ 2 nein

Poikilothermie
☐ 1 ja
☐ 2 nein

Diabetes insipidus
☐ 1 ja
☐ 2 nein

Menge [____] ml/h

Blutdruck [____] / [____] mmHg

Tendenz
☐ 1 konstant
☐ 2 steigend
☐ 3 sinkend
☐ 4 schwankend
☐ 5 geändert nach Stimulation

Puls
☐ 1 normocard (60 - 80/min)
☐ 2 tachycard (> 80/min)
☐ 3 bradycard (< 60/min)
☐ 4 geändert nach Stimulation

Katecholamine
☐ 1 ja
☐ 2 nein
☐ 1 Dopamin
☐ 2 Dobutamin
☐ 3 Adrenalin
☐ 4 sonstige

Abb. 71. b

Univ. Klinik f. Anästhesiologie Graz   —   Koma/Hirntod — Datenbank   Seite 3

Spinale Reaktionen

Spinale Reflexe erloschen ☐ 1 ja   Spin. Reflexe wieder aufgetreten ☐ 1 ja   bei ja:
☐ 2 nein   ☐ 2 nein

Datum   Zeit

T T M M J J   H H M M

Spinale Reflexe — spin. motorische Schablonen

	links	rechts		links	rechts	Weitere positive Reflexe:

Bizepssehnen-reflex
☐ 1 gesteigert 1 ☐
☐ 2 normal 2 ☐
☐ 3 schwach 3 ☐
☐ 4 fehlend 4 ☐
☐ 5 nicht beurteilbar 5 ☐

Achillessehnen-reflex
☐ 1 gesteigert 1 ☐
☐ 2 normal 2 ☐
☐ 3 schwach 3 ☐
☐ 4 fehlend 4 ☐
☐ 5 nicht beurteilbar 5 ☐

Patellarsehnen-reflex
☐ 1 gesteigert 1 ☐
☐ 2 normal 2 ☐
☐ 3 schwach 3 ☐
☐ 4 fehlend 4 ☐
☐ 5 nicht beurteilbar 5 ☐

Bauchhaut-reflex
☐ 1 gesteigert
☐ 2 normal
☐ 3 schwach
☐ 4 fehlend
☐ 5 nicht beurteilbar

Genito — anale Reflexe
☐ 1 ja
☐ 2 nein   Art

Tonische Nackenreflexe (Ivan)

Kontraktion m. rectus abd. (NAR)
☐ 1 vorhanden
☐ 2 nicht vorhanden
☐ 3 nicht beurteilbar

Hüftbeugung
☐ 1 vorhanden
☐ 2 nicht vorhanden
☐ 3 nicht beurteilbar

Armbeugung
☐ 1 vorhanden
☐ 2 nicht vorhanden
☐ 3 nicht beurteilbar

Flexion der UE (Fluchtreflex)
☐ 1 vorhanden
☐ 2 nicht vorhanden
☐ 3 nicht beurteilbar

Extension — Pronation (Jörgensen)
☐ 1 vorhanden
☐ 2 nicht vorhanden
☐ 3 nicht beurteilbar

Tonische Greifreflexe der Zehen
☐ 1 vorhanden
☐ 2 nicht vorhanden
☐ 3 nicht beurteilbar

Motorische Reaktionen auf taktile Reize
☐ 1 ja
☐ 2 nein
Art

pseudo — spontane motorische Aktivität
☐ 1 ja
☐ 2 nein
Art

Motorische Reaktionen nach nozizeptiven Reizen
☐ 1 ja
☐ 2 nein
Art

Diskonnektionsreaktionen vom Respirator
☐ 1 ja
☐ 2 nein
Art

Weitere Komabefunde

Bulbusstellung
☐ 1 parallel
☐ 2 divergent
☐ 3 konvergent

Bulbusbewegung
☐ 1 ja
☐ 2 nein

Tonus

	links	rechts

obere Extremität
☐ 1 erhöht 1 ☐
☐ 2 normal 2 ☐
☐ 3 schwach 3 ☐
☐ 4 atonisch 4 ☐

untere Extremität
☐ 1 erhöht 1 ☐
☐ 2 normal 2 ☐
☐ 3 schwach 3 ☐
☐ 4 atonisch 4 ☐

Meningismus
☐ 1 ja
☐ 2 nein

epil. Konvulsionen
☐ 1 ja
☐ 2 nein

extrapyr. Motorik (z.B. Tremor)
☐ 1 ja
☐ 2 nein

Beugesynergismen
☐ 1 spontan
☐ 2 auf Schmerz
☐ 1 ja
☐ 2 nein
☐ 1 einseitig
☐ 2 beidseitig
☐ 1 obere Extremität
☐ 2 untere Extremität

Strecksynergismen
☐ 1 spontan
☐ 2 auf Schmerz
☐ 1 ja
☐ 2 nein
☐ 1 einseitig
☐ 2 beidseitig
☐ 1 obere Extremität
☐ 2 untere Extremität

Pyramidenzeichen
☐ 1 ja
☐ 2 nein

Kommentar

Ludwig Boltzmann — Institut f. medizinische Informatik, Graz   V: 5.2

Abb. 71. c

Univ. Klinik f. Anästhesiologie Graz   –   Koma/Hirntod – Datenbank   Seite 4

Operationen   Kraniotomie   ☐ 2 nein   op. Wundversorgung   ☐ 1 ja
☐ 3 links   ☐ 2 nein
☐ 4 rechts
☐ 5 beidseitig   sonstige Operationen   ☐ 1 Thorax
Bohrloch   ☐ 2 nein   ☐ 2 Abdomen
☐ 3 links   ☐ 3 Extremitäten
☐ 4 rechts   ☐ 4 Mehrfacheingriff
☐ 5 beidseits
☐ 6 median

Atmung

Atmung   ☐ 1 unauffällig   Beatmungsmuster   ☐ 1 keines
☐ 2 Dyspnoe   ☐ 2 CMV
☐ 3 Tachypnoe   ☐ 3 IMV
☐ 4 Bradypnoe   ☐ 4 JET
☐ 5 Cheyne – Stokes – Atmung   ☐ 5 Assist
☐ 6 Schnappatmung
☐ 7 maschinenartig
☐ 8 oberflächlich   Atemfrequenz   /min
☐ 9 keine Spontanatmung
☐ 10 nicht erhebbar weil beatmet

Intubation   ☐ 1 ja   Atemzugvolumen   m l
☐ 2 nein

Tracheotomie   ☐ 1 ja   Atemminutenvolumen   l
☐ 2 nein

Fi O$_2$

Brillenhämatom /   **Schädelfraktur**   **Läsion des akustischen**   ☐ 1 ja
☐ 2 nein
Bulbustrauma   ☐ 1 nicht abgeklärt   **Systems**
☐ 2 keine
☐ 2 keines   ☐ 3 Basis
☐ 3 links   ☐ 4 Dach   **Cervikale RM – Läsion**   ☐ 1 ja
☐ 4 rechts   ☐ 5 Gesicht   ☐ 2 nein
☐ 5 beidseitig   ☐ 6 mehrfach

Zusatzbefunde   bei 1.:   Ischämie – /Anoxiedauer   min   Datum   Zeit

☐ 1 St. p. Reanimation
☐ 2 Infektion / Sepsis   T T M M J J   H H M M
☐ 3 Niereninsuffizienz
☐ 4 Herzinsuff. / Coronarsklerose   Reanimationsdauer   min
☐ 5 Stoffwechselerkr. / Diabetes
☐ 6 schweres Thoraxtrauma / pulmonale Insuff.
☐ 7 Hepatitis / Hepatopathie
☐ 8 AIDS
☐ 9 maligne Erkrankung
☐ 10 Abdomen pathol.
☐ 11 sonstiges

Intracranieller Druck

Gemessener Wert   m m Hg

Seite   ☐ 1 links   Tendenz   ☐ 1 konstant   > 20 min. über RR – syst.
☐ 2 rechts   ☐ 2 steigend
☐ 3 median   ☐ 3 sinkend   ☐ 1 ja
☐ 4 schwankend   ☐ 2 nein

Messung   ☐ 1 ventrikulär   Wellen   ☐ 1 A
☐ 2 epidural   ☐ 2 B
☐ 3 subdural   ☐ 3 D
☐ 4 intraparenchymal   ☐ 4 R

Ludwig Boltzmann – Institut f. medizinische Informatik, Graz   V: 5.2

Abb. 71. d

EKG – Befund

- ☐ 1 Extrasystolie
- ☐ 2 Bradykardie
- ☐ 3 Tachykardie
- ☐ 4 sonstiges
- ☐ 5 nicht pathologisch

Thoraxröntgen

- ☐ 1 pathologisch
- ☐ 2 nicht pathologisch

bei 1.: ART

EEG – Hirntod (klinisch)

- ☐ 1 isoelektrisch
- ☐ 2 Restaktivität
- ☐ 3 burst suppression
- ☐ 4 andere

Datum   Zeit

T T M M J J   H H M M

EEG – Koma (klinisch)

Allgemein–
veränderung
- ☐ 1 leicht
- ☐ 2 mittel
- ☐ 3 mittel–schwer
- ☐ 4 schwer

Herd
- ☐ 1 links
- ☐ 2 rechts
- ☐ 3 beidseits

Dysrhythmie
- ☐ 1 diffus
- ☐ 2 paroxysmal

Labor – Befund

Calcium
- ☐ 1 erniedrigt
- ☐ 2 normal (4.3 – 5.3 MEQ/l)
- ☐ 3 erhöht
- ☐ 4 extrem erhöht

Magnesium
- ☐ 1 erniedrigt
- ☐ 2 normal (1.32 – 1.82 MEQ/l)
- ☐ 3 erhöht
- ☐ 4 extrem erhöht

Natrium
- ☐ 1 erniedrigt
- ☐ 2 normal (137 – 143 MEQ/l)
- ☐ 3 erhöht
- ☐ 4 extrem erhöht

Kalium
- ☐ 1 erniedrigt
- ☐ 2 normal (3.5 – 5.0 MEQ/l)
- ☐ 3 erhöht
- ☐ 4 extrem erhöht

Osmo
- ☐ 1 erniedrigt
- ☐ 2 normal (270 – 300 [illegible])
- ☐ 3 erhöht
- ☐ 4 extrem erhöht

Kreatinin
- ☐ 1 erniedrigt
- ☐ 2 normal (0.7 – 1.4 mg/dl)
- ☐ 3 erhöht
- ☐ 4 extrem erhöht

Harnstoff
- ☐ 1 erniedrigt
- ☐ 2 normal (20 – 44 mg/dl)
- ☐ 3 erhöht
- ☐ 4 extrem erhöht

Leukozyten
- ☐ 1 erniedrigt
- ☐ 2 normal (4.0 – 10.0 /nl)
- ☐ 3 erhöht
- ☐ 4 extrem erniedrigt

Erythrozyten
- ☐ 1 erniedrigt
- ☐ 2 normal (m. 4.5 – 6.3 /pl)
- ☐ 3 erhöht
- ☐ 4 extrem erniedrigt

Hb
- ☐ 1 erniedrigt
- ☐ 2 normal (m. 14 – 18 g/dl; w. 12 – 16 g/dl)
- ☐ 3 erhöht
- ☐ 4 extrem erhöht

HTK
- ☐ 1 erniedrigt
- ☐ 2 normal (m. 38 – 52 %; w. 36 – 46 %)
- ☐ 3 erhöht
- ☐ 4 extrem erhöht

CPK
- ☐ 1 erniedrigt
- ☐ 2 normal (m. 10 – 80 U/l; w. 10 – 70 U/l)
- ☐ 3 erhöht
- ☐ 4 extrem erhöht

CK – MB
- ☐ 2 normal (bis 10 U/l)
- ☐ 3 erhöht
- ☐ 4 extrem erhöht

LDH
- ☐ 1 erniedrigt
- ☐ 2 normal (120 – 240 U/l)
- ☐ 3 erhöht
- ☐ 4 extrem erhöht

GOT
- ☐ 2 normal (m. bis 18 U/l; w. bis 15 U/l)
- ☐ 3 erhöht
- ☐ 4 extrem erhöht

GPT
- ☐ 2 normal (m. bis 22 U/l; w. bis 17 U/l)
- ☐ 3 erhöht
- ☐ 4 extrem erhöht

Ammoniak
- ☐ 1 erniedrigt
- ☐ 2 normal (m. 25 – 94 ug/dl; w. 19 – 82 ug/dl)
- ☐ 3 erhöht
- ☐ 4 extrem erhöht

gamma – GT
- ☐ 1 erniedrigt
- ☐ 2 normal (m. 6 – 28 U/l; w. 4 – 18 U/l)
- ☐ 3 erhöht
- ☐ 4 extrem erhöht

Cholinesterase
- ☐ 1 erniedrigt
- ☐ 2 normal (2400 – 8500 U/l)
- ☐ 3 erhöht
- ☐ 4 extrem erhöht

Blutzucker
- ☐ 1 erniedrigt
- ☐ 2 normal (65 – 115 mg/dl)
- ☐ 3 erhöht
- ☐ 4 extrem erhöht

Gas – Check :

pH

pCO$_2$ mmHg

pO$_2$ mmHg

St. Bl   mOsm

BE

Ludwig Boltzmann–Institut f. medizinische Informatik, Graz   V: 5.2

Abb. 71. e

Finale Befunde

Angiographie (DSA)

☐ 1 intracr. Äste von Carotis/Vertebr. darstellbar
☐ 2 nicht darstellbar

Aneurysma ☐ 1 ja
☐ 2 nein

Schwebezeit

☐ 1 6 Std.
☐ 2 12 Std.
☐ 3 3 Tage

Tod

☐ 1 Ausfall d. zentr.Regulation (Hirntod)
☐ 2 andere Ursache

Datum   Zeit

T T M M J J   H H M M

Explantation

☐ 1 ja bzw. geplant
☐ 2 nein

Reaktionen:

Muskelreaktionen ☐ 1 ja
☐ 2 nein

Blutdruck ☐ 1 Anstieg
☐ 2 Abfall

Herzfrequenz ☐ 1 Anstieg
☐ 2 Abfall

HZV ☐ 1 Anstieg
☐ 2 Abfall

Sonstige Reaktionen

Autopsiebefund

für Hirntod makroskopisch charakt. ☐ 1 ja
☐ 2 nein

Hirntod histologisch verifizierbar ☐ 1 ja
☐ 2 nein

Mitbeteiligung des Cervikalmarks ☐ 1 ja
☐ 2 nein

Remission

Apallisches Syndrom

☐ 1 Übergangsstadium
☐ 2 Vollbild

Bewußtseinsinhalt ☐ 1 vorhanden
☐ 2 fehlend

Augen offen ☐ 1 nie
☐ 2 kurz
☐ 3 lange

Drohreflex ☐ 1 vorhanden
☐ 2 fehlend

Schlaf—/Wachrhythmus ☐ 1 kurze Phasen
☐ 2 belastungsabhängig länger
☐ 3 Tag—/Nachtrhythmus

Emotionale Reaktionen ☐ 1 vorhanden
☐ 2 fehlend

orale Primitivschablonen ☐ 1 keine
☐ 2 nach taktilem Reiz
☐ 3 spontan

Körperhaltung ☐ 1 persistierendes MHS/BHS
☐ 2 Flexions—Tetraparese
☐ 3 schlaffe Tetraparese
☐ 4 eingefrorener Nackenreflex
☐ 5 normal

Polyneuropathie ☐ 1 ja
☐ 2 nein

Tachykardie ☐ 1 ja
☐ 2 nein

Katecholamine erhöht ☐ 1 ja
☐ 2 nein

Glasgow Outcome Score

☐ 1 good recovery (voll erwerbstähig)
☐ 2 moderate disability (selbständig, aber nicht erwerbstähig)
☐ 3 severe disability (schwer pflegebedürftg)
☐ 4 persistent vegetative state (persistierender vegetativer Zustand)
☐ 5 exitus (verstorben)

Abb. 71. f

Univ. Klinik f. Anästhesiologie Graz —   Koma/Hirntod – Datenbank   Seite 7

EKG / EEG / Evozierte Potentiale

Messung Nr.

☐ EKG

Herzrate ___ 1/min   **Extrasystolie**
HRV ___ %   ☐ 1 ja
                             ☐ 2 nein

☐ EEG

Filename   Datenqualität
                  ☐ 1 gut
                  ☐ 2 gestört
                  ☐ 3 burst suppression
                  ☐ 4 isoelektrisch
                  ☐ 5 nicht bewertbar

                  links   rechts

Gesamtleistung   ___ ___ uV^2 / Hz

Theta   ___ ___ uV^2 / Hz

Beta   ___ ___ uV^2 / Hz

Peakfrequ. Alpha ___ ___ Hz

☐ VEP   Datenqualität
               ☐ 1 gut
               ☐ 2 gestört
               ☐ 3 nicht bewertbar

zentral links $C_z - C_3$ SNR ___ ___ uV
zentral rechts $C_z - C_4$ SNR ___ ___ uV
okzipital $O_1 - O_2$ SNR ___ ___ uV
vertex $C_z - A_1$ SNR ___ ___ uV
Phase(okz.)   ☐ +   ☐ −   ☐ ±

ERD auf Licht   ± ___ %

Späte SEP

☐ Vibration linke Hand   Datenqualität ☐ 1 gut
                                       ☐ 2 gestört
                                       ☐ 3 nicht bewertbar

zentral links $C_z - C_3$ SNR ___ ___ uV
zentral rechts $C_z - C_4$ SNR ___ ___ uV
vertex $C_z - A_1$ SNR ___ ___ uV

ERD auf Vibration   ± ___ %

☐ Vibration rechte Hand   Datenqualität ☐ 1 gut
                                        ☐ 2 gestört
                                        ☐ 3 nicht bewertbar

zentral links $C_z - C_3$ SNR ___ ___ uV
zentral rechts $C_z - C_4$ SNR ___ ___ uV
vertex $C_z - A_1$ SNR ___ ___ uV

ERD auf Vibration   ± ___ %

BAEP   ☐ links   ☐ rechts

           Datenqualität   Datenqualität
           ☐ 1 gut   ☐ 1 gut
           ☐ 2 gestört   ☐ 2 gestört
           ☐ 3 nicht bewertbar ☐ 3 nicht bewertbar

Filename   B R ___   B R ___

Latenz
  I   ___ ms   ___ ms
  II   ___ ms   ___ ms
  III   ___ ms   ___ ms
  IV   ___ ms   ___ ms
  V   ___ ms   ___ ms

Amplitude
  I   ___ uV   ___ uV
  V   ___ uV   ___ uV

Frühe SEP

☐ Stim. N med. links   Datenqualität
                       ☐ 1 gut
                       ☐ 2 gestört
                       ☐ 3 nicht bewertbar
Filename   S ___

$F_{pz} - C_7$ ___ ms   ___ uV
$F_{pz} - C_2$ ___ ms   ___ uV
$F_{pz} - C_4'$ ___ ms   ___ uV

☐ Stim. N med. rechts   Datenqualität
                        ☐ 1 gut
                        ☐ 2 gestört
                        ☐ 3 nicht bewertbar
Filename   S ___

$F_{pz} - C_7$ ___ ms   ___ uV
$F_{pz} - C_2$ ___ ms   ___ uV
$F_{pz} - C_3'$ ___ ms   ___ uV

Ludwig Boltzmann – Institut f. medizinische Informatik, Graz   V: 5.2

Abb. 71. g

Die üblichen Verwaltungsdaten umfassen Patientennamen, Alter sowie relevante Zeitangaben (Krankheitsbeginn, stationäre Aufnahme, Exitus, Untersuchungen etc.). Die Punkte zur „Ursache der Einweisung", „Hirnläsion", „Pharmaka" (ZNS-wirksame, Muskelrelaxanzien), „Vegetativum" (Temperatur, Blutdruck), „Zusatzbefund" (z. B. Status nach Reanimation) klären die zum Hirntod führenden Ursachen und gemeinsam mit den „Voraussetzungen" die Prämissen für die Diagnosestellung. Der Abschnitt CT/NMR wurde aus den Befunden zusammengestellt, die im Zusammenhang mit dem in den Hirntod mündenden – im eigenen Patientenkollektiv häufigsten – Krankheitsgeschehen vorgefunden wurden. Für weitere Diagnosen, wie z. B. Hirnabszeß etc., und detailliertere Angaben (z. B. Lokalisierung oder Ausmaß einer Schädigung) steht Platz zur verbalen Beschreibung zur Verfügung. Die essentiellen Kriterien für die Diagnose Hirntod wie Koma, Hirnstammareflexie, Apnoe sind unter den Titeln „Komascaling", „Hirnnervenreflexe" und „Vegetativum" (Apnoe, Apnoetest, Atropintest) zusammengefaßt und sind zur besseren optischen Erfassung speziell graphisch gekennzeichnet.

Unter „Spinale Reaktionen" werden spinale Reflexe bzw. spinale Automatismen aufgelistet, die entweder nach taktilen bzw. nozizeptiven Stimuli spontan oder nach Diskonnektion („Diskonnektionsreaktionen") vom Beatmungsgerät auftreten können. Eine Erweiterung der Angaben hinsichtlich der zahlreichen noch möglichen spinalen Reaktionen ist über „weitere positiv" und „Art" möglich. Als Unterstützung stehen im Konsultationssystem Definitionen, Auslösung und Ablauf der unterschiedlichen spinalen Mechanismen zur Verfügung, die dann im Bedarfsfall in das System eingebracht werden können. Die Beschreibung der Reaktivität des Vegetativums auf äußere Stimuli läßt sich an den Punkten „Blutdruck bzw. Puls geändert nach Stimulation" und „Explantationsreaktionen" realisieren.

„Weitere Komabefunde" erlauben eine differenzierte Beurteilung des neurologischen Status. Angaben zu „Operationen", „Atmung", „Brillenhämatom/Bulbustrauma", „Läsion des akustischen Systems", „Zervikale RM-Läsion", „Schädelfraktur", „Thoraxröntgen", „EKG", „Labor", „Vegetativum" (Plus, Temperatur, Blutdruck, Diabetes insipidus) präzisieren den Gesamtstatus des Intensivpatienten im vorgegebenen Rahmen. Beim „Hirndruck" (intrakranieller Druck) finden Absolutwerte in Zahlen, aber auch Wellencharakteristik und die Methode der ICP-Messung Berücksichtigung. Die Befunde „EEG-Hirntod klinisch bzw. EEG-Koma klinisch" repräsentieren in straffer Form die aktuelle hirnelektrische Aktivität. Die „finalen Befunde" beinhalten die Ergebnisse der Viergefäßangiographie oder der arteriellen digitalen Subtraktionsangiographie, „Schwebezeit", Art und Zeit des Todes und den geplanten oder eingehaltenen Beobachtungszeitraum. Der „Autopsiebefund" soll auf eine erfolgte neuropathologische Bearbeitung hinweisen. Reaktionen während der Explantation wird im Abschn. „Explantation" Rechnung getragen. „Prolongiertes Koma" und „Glasgow Outcome Score" analysieren den Zustand des Patienten im Falle des Überlebens. Seitens der bioelektronischen Parameter werden das logarithmische EEG-Leistungsspektrum, frühe und späte somatosensorische Reizantworten, visuell evozierte Potentiale und aku-

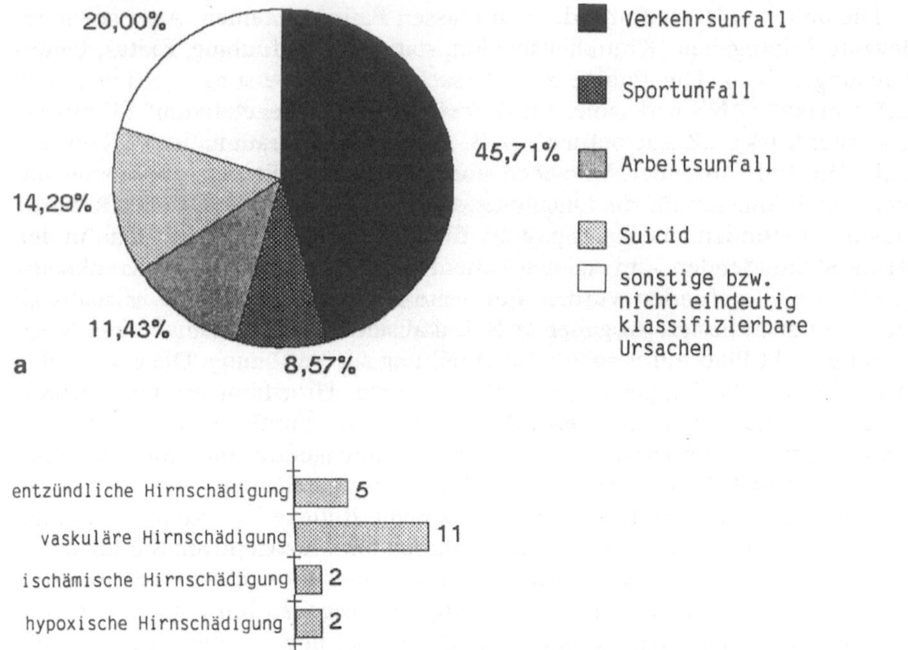

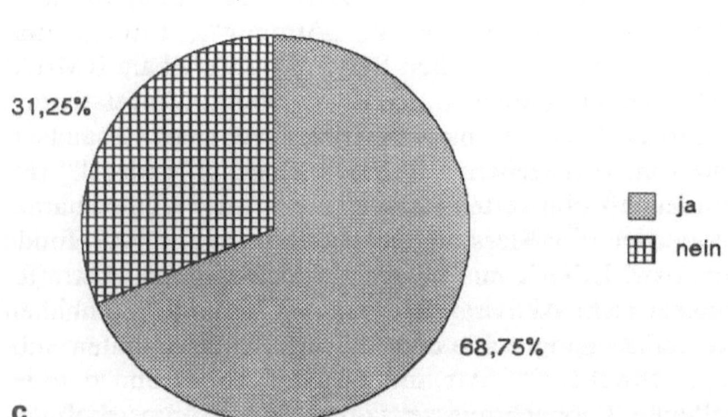

Abb. 72 a–d. Ergebnisse der mittels des „Koma-Hirntod"-Erhebungsbogens von 47 hirntoten Patienten ermittelten Daten (prozentuale Verteilung). **a** Ursachen; **b** Art der Hirnschädigung, die zum Hirntod führte; **c** durchgeführte Explantationen; **d** s. S. 109

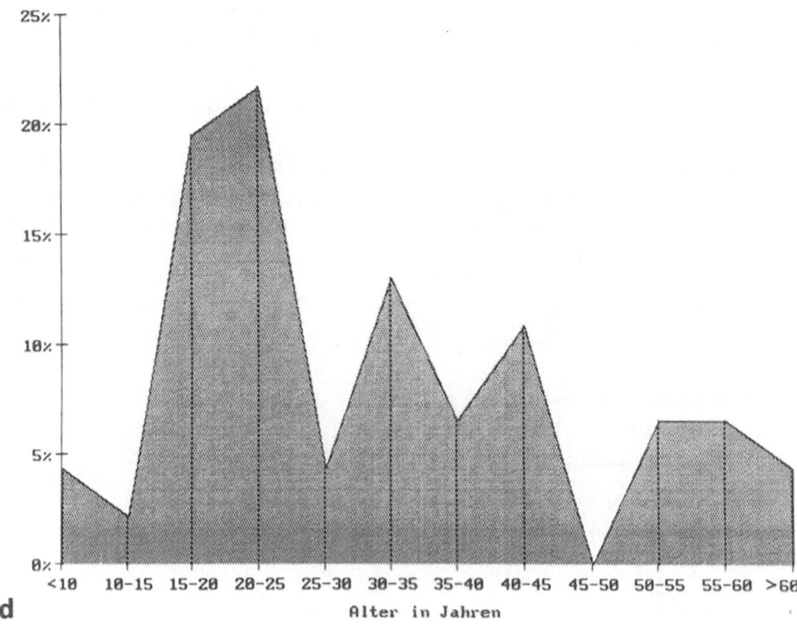

Abb. 72. d Lebensalter der Patienten

stisch evozierte Hirnstammpotentiale in Hinblick auf Datenqualität, Amplitude, Latenzen und Seitendifferenz geprüft; außerdem wird auch die Herzratenvariabilität als Korrelat der Hirnstammaktivität miteinbezogen.

Die Umsetzung der in dieser Form erhobenen Daten von 49 hirntoten Patienten aus dem eigenen Untersuchungskollektiv liefert beispielsweise Auswertungen zu unterschiedlichsten Fragestellungen wie die prozentuelle Verteilung der zum Hirntod führenden Ursachen, Art der Hirnschädigung oder erfolgter Explantationen (Abb. 72a–c).

Expertensystem

Definitionsgemäß handelt es sich bei einem solchen Computersystem um Programme, die unter Zuhilfenahme symbolischer Logik gespeichertes Wissen (Erfahrungswerte und unsichere Daten) benutzen, um Aufgabenstellungen in einem genau umschriebenen Problembereich zu lösen. Die charakteristischen Unterschiede zwischen einem Expertensystem (wissensbasierendem System – „knowledge engineering") und konventionellen datenverarbeitenden Programmen („data processing") präsentieren sich wie folgt (Waterman 1986):

Data processing	Knowledge engineering
Repräsentation und Gebrauch von Daten	Repräsenation und Gebrauch von Wissen
Algorithmisch	Heuristisch
Sequentielle Abarbeitung	Logisch schließende Abarbeitung
Manipulation von Datenbanken	Manipulation von Wissensbasen

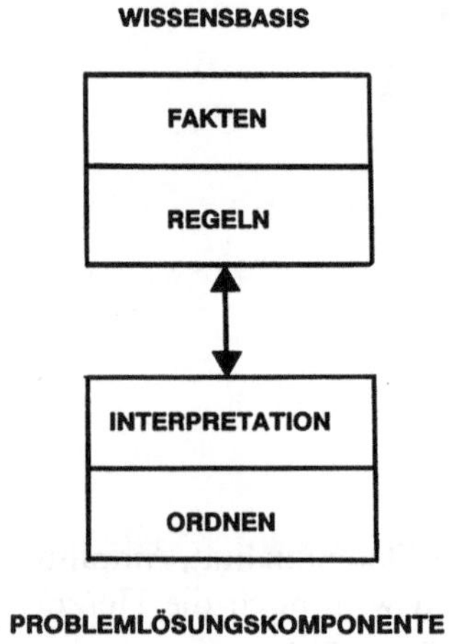

WISSENSBASIS

FAKTEN

REGELN

INTERPRETATION

ORDNEN

PROBLEMLÖSUNGSKOMPONENTE

Abb. 73. Schematisierte Darstellung zur Organisation eines Expertensystems. (Nach Waterman 1986)

Die Organisation des Expertensystems (vgl. Abb. 73) umfaßt grob gezeichnet in ihren wesentlichen Komponenten eine Wissensbasis („knowledge base"), die das Fachwissen in Form von Fakten und Regeln enthält. Zudem existiert eine Problemlösungskomponente („inference engine"); letztere beinhaltet das Wissen, wie die Fakten und Regeln zu interpretieren („interpreter") und in welcher Reihenfolge sie anzuwenden sind („scheduler").

Zusätzlich wäre am unteren Ende an der „inference engine" noch eine Erklärungskomponente anzuschließen, welche dem Benutzer die Ergebnisse in geeigneter Form präsentiert und am oberen Ende an der „knowledge base" eine Wissenskomponente, die es ermöglicht, das Expertenwissen in die Darstellung der Wissensbasis zu konvertieren.

Die Umsetzung des medizinischen Wissens in eine strukturierte „computerverständliche" Form ist eine kritische Aufgabe bei der Entwicklung eines Expertensystems und fällt dem sog. „knowledge engineer" (Informatiker bzw. Mediziner/Informatiker) zu (vgl. Abb. 74). Techniken, das Expertenwissen einzuholen und zu kontrollieren, sind Problembeschreibung, Problemdiskussion, Problemanalyse einerseits und Systemverfeinerung sowie Systemkritik andererseits.

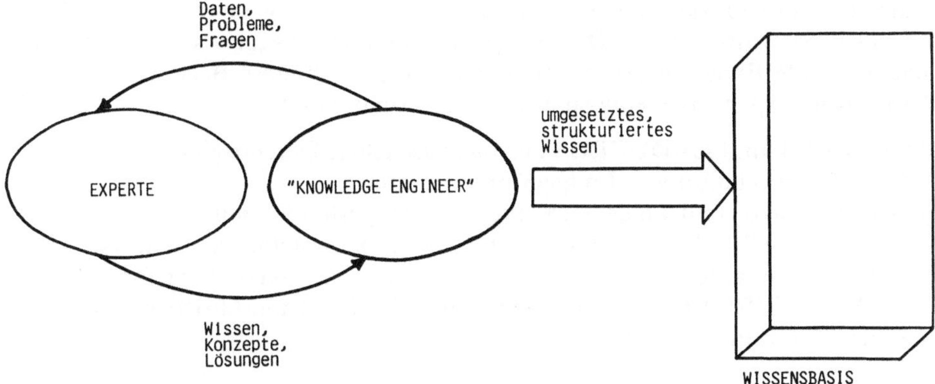

Abb. 74. Schematisierte Übersicht für den Ablauf der Umsetzung von Expertenwissen in eine computerverständliche Form

Für Expertensysteme eröffnen sich unterschiedliche Anwendungsbereiche, die auch in der Medizin genutzt werden können (Watermann 1986); sie umfassen etwa:

- *Interpretation:* Einfließende Daten werden analysiert, und daraus wird eine Zustandsbeschreibung abgeleitet.
- *Prognose:* Aus der momentanen Situation werden Konsequenzen erschlossen, wobei häufig Simulationsmodelle verwendet werden.
- *Diagnose:* aus beobachteten Symptomen wird auf die Fehlfunktion eines Systems oder deren Gründe geschlossen (z. B. Erstellen medizinischer Diagnosen).
- *Planung und Design:* Entwicklung möglicher Objektkonfigurationen unter gegebenen Bedingungen.
- *Monitoring:* Das tatsächliche Verhalten eines Systems wird mit dem erwarteten Verhalten verglichen (z. B. „patient monitoring": Das System erhält laufend Daten eines Patienten und reguliert entsprechend applizierte medizinisch-technische Geräte oder schlägt Alarm, falls der Patient in einen kritischen Zustand gerät).
- *Fehlerbehebung:* Entwicklung eines Fehlerbehebungsplans; meist geht dem eine Fehlerdiagnose voraus (z. B. Therapievorschläge); in einigen Fällen führt das System die Fehlerbehebung auch selbst aus.
- *Instruktion:* Das Verhalten des Systembenutzers wird analysiert, und seine Fehler werden verbessert. Der Benutzer eignet sich nicht nur das Wissen des Systems, sondern auch die Methodik zur Problemlösung an.
- *Kontrolle:* Das Verhalten eines gesamten Systems wird gesteuert. Diese Aufgabe umfaßt die meisten der oben angeführten Anwendungen.

Expertensysteme haben nicht zuletzt aufgrund dieses Leistungsangebots Eingang in die Medizin gefunden. Das wohl prominenteste Expertensystem ist das bereits 1972 in Stanford entwickelte MYCIN zur diagnostischen Abklärung von Infektionskrankheiten, deren Erreger und geeignetsten Antibiotikatherapie (Shortliffe 1976). Dieses System kann gleichsam als Prototyp für nachfolgende Expertensysteme betrachtet werden. Weitere Beispiele der bekanntesten Expertensysteme sind nach Waterman (1986):

INTERNIST und CADUCEUS zur internistischen Diagnosehilfe,
PUFF (Interpretation von Lungenfunktionstests),
POSCH (Risiko- und Folgebeurteilung von Hyperlipidämien),
EEG ANALYSIS SYSTEM (EEG-Befundung), Systeme zur Analyse von Elektrokardiogrammen sowie Arteriogrammen von Herzkranzgefäßen und NEUROLOGIST I (Diagnoseunterstützung bei lokal umschriebenen Läsionen des Zentralnervensystems).

„BRAINDEX"

Der interdisziplinäre Charakter, die Komplexität und Fluktuation der Forschungsergebnisse um das Problem Hirntod liefern Ansätze für die Entwicklung des Expertensystems BRAINDEX (*Brain Death Expert* System; Haase et al. 1988; Pfurtscheller et al. 1989). Dazu kommt noch, daß die Bestimmung des irreversiblen Funktionsausfalls des Gehirns im Licht einer eventuellen Organentnahme gesehen werden muß und die Diagnoseerstellung durch den Zeitfaktor eine weitere Akzentuierung erhält. Aber auch seitens der Informatik lassen charakteristische Qualitäten den Themenkreis Hirntod als geeignet für dieses System erscheinen.

a) Beschränkung auf ein spezielles Wissensgebiet;
b) Erklärung des Lösungswegs in umfassender Weise;
c) Möglichkeit zur dynamischen Erweiterung;
d) als Ergebnis werden natürlichsprachige Schlußfolgerungen und Anweisungen anstelle von Tabellen etc. geliefert;
e) Arbeitsfähigkeit mit unvollständigen Daten;
f) Wissen und Schlußmechanismen sind getrennt.

BRAINDEX M

Dem Design dieses Modells (Haase et al. 1988; Pfurtscheller et al. 1989) liegen die Ideen des „hypothesize and test" zugrunde; ausgehend von der Hypothese Hirntod werden mittels „backward chaining" alle Parameter auf die Richtigkeit der Hypothese geprüft. Das „forward chaining" bietet sich an, eine Fokussierung auf den Hirntod durchzuführen; die Steuerung obliegt den aussagestärksten und diskriminativsten Parametern. Entsprechend ihrer Signifikanz liefern Kriterien wie beispielsweise die Bewußtseinslage oder Hirnnervenreflexe Akkumulationswerte. Grundlagen hierfür sind die unterschiedlichen Phasen einzelner Symptomenkomplexe (Gerstenbrand u. Lücking 1970; Gerstenbrand u. Rumpl 1985):

Mittelhirnsyndrom I, II, III, IV;
Bulbärhirnsyndrom I, II;
Hirntod.

Die prozentuale Vorkommenshäufigkeit der Parameterwerte bestimmt den
Akkumulationswert. Gibt es keine Diskriminierung zu anderen Werten oder
unterschreitet die Vorkommenswahrscheinlichkeit eine festgelegte Schranke,
so wird der Akkumulationswert auf Null gesetzt. Um für jede Phase eine prozentuale Zuordnung treffen zu können, werden die wesentlichen Kriterien
auf Übereinstimmung mit den entsprechenden Syndromstadien geprüft und
die jeweiligen Akkumulationswerte der erreichbaren Gesamtsumme gegenübergestellt. Da die „Nichtübereinstimmung" nicht gewichtet wird, entsprechen die Akkumulationswerte nicht Wahrscheinlichkeitswerten.

Diese Ergebnisse des „forward chaining" liefern ausreichend genaue Ergebnisse, um sie als Basis für weitere Untersuchungen nutzen zu können. Besteht eine Übereinstimmung für ein Bulbärhirnsyndrom I oder II und/oder
Hirntod von mehr als 50%, soll mittels „backward chaining" im Rahmen einer Kontrolle sämtlicher Fakten die Hypothese Hirntod bewiesen werden.
Die Überprüfung und Erläuterung für sämtliche Parameter entspricht einer
Kategorisierung und geht mit folgender Einteilung einher:

– Bestätigende Daten:
  Sie stellen die „Erwartungswerte" dar und repräsentieren den Regelfall für
  einen positiven „Hirntodbefund".

– Absolut widersprechende Daten:
  Dies sind unter allen Umständen unumstößliche Kontradiktionen (z. B.:
  auslösbarer Hustenreflex, positive Pupillenreaktion auf Licht, keine hirnelektrische Stille bei Hypothese Hirntod).

Zwischen diesen Extremen gibt es noch
– Erklärbare Daten:
  Hier liegen Abweichungen vor, die das System aufgrund von bekannten
  Konstellationen (z. B. Medikamenteneffekte) erkennen kann.

– Untypische Daten:
  Dabei existieren Abweichungen, die sich in einem tolerierbaren Rahmen
  befinden, aber nicht in allen Einzelheiten eindeutig geklärt sind.

– Bedingt widersprechende Daten:
  Sie entsprechen Angaben, die das System nicht erklären kann, z. B. bedingt
  durch unvollständige Datenerhebung.

Das System zeigt dem Benutzer sämtliche widersprechenden und untypischen
Daten an, tritt mit diesem in Interaktion und läßt ihn die Entscheidung treffen, ob diese Daten toleriert werden oder nicht.

Implementierung

Die Wissensbasis des beschränkt interaktiven Systems besteht aus über 300 Regeln, die für eine bessere Strukturierung in 8 Frames zusammengefaßt sind.

Der Rootframe (TOP LEVEL) übernimmt die Steuerungsaufgaben. Zuerst wird der „Prämissen"-Frame aufgerufen, der die Voraussetzung für eine gültige Hirntoddiagnose prüft (Medikation mit zentral dämpfenden Substanzen und Muskelrelaxanzien, toxisch-metabolische Einflüsse, Hypothermie, Schock, Alter, Genese der Schädigung). Sind die Voraussetzungen nicht erfüllt, wird die Kontrolle dem Frame „Forward" übergeben, der durch „forward chaining" die Übereinstimmungen (in Prozentwerten) für die einzelnen Symptomkomplexe (Mittelhirnsyndrom, Bulbärhirnsyndrom, Hirntod) ermittelt (s. dort). „TOP LEVEL" prüft in der Folge, ob sich der Patient in den kritischen Phasen (BHS I, II, Hirntod) befindet.

Verläuft diese Abfrage positiv, werden die Frames „Hirntoduntersuchung" (klinische und apparative Tests) und „Hirnnervenreflexe" aufgerufen, die nun jeden Parameter zur Diagnose des Hirntodes überprüfen, und der Benutzer wird nach seiner Einschätzung gefragt. Für die Untersuchung des Reflexgeschehens dienen die Subframes „Hirnnervenreflexe" und „spinale Reflexe". Zuletzt wird über den Frame „Zusammenfassung" das Gesamtergebnis angezeigt. Die Beurteilung dieser Angaben des Systems liegt bei einer Gesamtbeurteilung (Diagnose und Kommentar) im Bereich von 80% zufriedenstellender Klassifizierungen. Zur Framestruktur und Konfiguration von BRAINDEX M s. Abb. 75. Ein Konsultationsbeispiel ist Abb. 76 zu entnehmen.

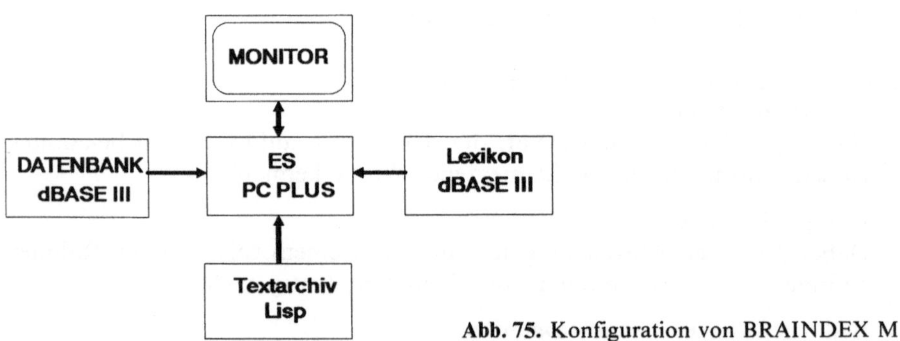

Abb. 75. Konfiguration von BRAINDEX M

Weiterentwicklungen des Expertensystems Hirntod aus der „BRAINDEX-Reihe" sind die selektiven Dialogvarianten BRAINDEX G und R, die ihre Information nicht mehr nur allein aus der Datenbank, sondern vom Dialog mit dem konsultierenden Mediziner nehmen. Beide Systeme arbeiten vergleichsweise zielstrebiger, da sie von nicht zweckgerichteten Angaben zum Hirntod losgelöst sind.

Abb. 76.
Konsultationsbeispiel
aus BRAINDEX M

Vestibulookularer Reflex   NE

Vestibulookularer Reflex wurde nicht erhoben.

Wenn der Reflex nicht evaluierbar ist, zusätzlich:
      EEG, evozierte Potentiale,
      Prüfung der zerebralen Perfusion (z. B. Angiographie),
      Konsultation (Ophthalmologe, HNO-Facharzt, Neurologe)
erforderlich.

Gründe für nicht evaluierbaren vestibulookularen Reflex:
a) massives Brillenhämatom, direktes Bulbustrauma, Amaurose etc.,
b) Schädigung des Trommelfells,
c) Blut oder Liquor im äußeren Gehörgang usw.

Lit. [24]

** Weiter in der Konsultation – bitte RETURN drücken

BRAINDEX G

Das System ist in 2 Teile gegliedert (zur Strukturierung Abb. 77): Der *Datenbankanteil* hat die Funktion, die eingegebenen Daten zu sichern, zur weiteren Verwendung bereitzustellen und für zukünftige Auswertungen zu archivieren. Der Inhalt der Datenbank kann am Bildschirm ersichtlich gemacht oder über einen Drucker ausgegeben werden.

Das *Diagnosesystem* ist in Alternative zum Großteil der Expertensysteme nicht in einer Sprache der „künstlichen Intelligenz" (wie LISP, PROLOG o. a.) geschrieben. Mit „CLIPPER" gelangt eine Programmiersprache zur Anwendung, welche vergleichsweise einen schnelleren Programmablauf und bessere Möglichkeiten der Bildschirmgestaltung gewährleistet; die Verwendung von 10 verschiedenen Funktionstasten erweitert die Leistungsfähigkeit der Programme. Da die Anzahl der möglichen Aussagen zum Status des Patienten limitiert ist (Hirntod, kein Hirntod, Hirntod nicht evaluierbar), erweist sich retrospektiv die Anwendung von „CLIPPER" im Programmablauf als vorteilhaft. Allerdings mußte in einem aufwendigen Verfahren ein Expertensystem-Shell entwickelt werden. Dazu ist auch die Implementierung eines Backward-chaining-Mechanismus erforderlich; dieser wird sinngemäß einem Programmbeispiel von Schildt (1987) nachvollzogen.

Analog zu anderen Expertensystemen wird auch in BRAINDEX G jener Teil, der das Fachwissen trägt, vom übrigen Programm strikt getrennt. Diese sog. „knowledge base" beinhaltet nicht nur medizinisches Fachwissen, sondern auch z. B das Wissen über entsprechende Zusammenhänge. Das Wissen richtig zu verbinden und zum geeigneten Zeitpunkt zu präsentieren, übernimmt die „inference engine".

Im Rahmen der praktischen Anwendung des Systems wird der Konsultierende gezielt, ohne starre Reglementierung der Reihenfolge und Inhalte bezüglich des Status des Patienten und eventueller Zusatzbefunde, problemorientiert befragt. In diesem Zusammenhang wird schon eingangs auf atypische und widersprüchliche Eingaben hingewiesen. Zur Rationalisierung des Ab-

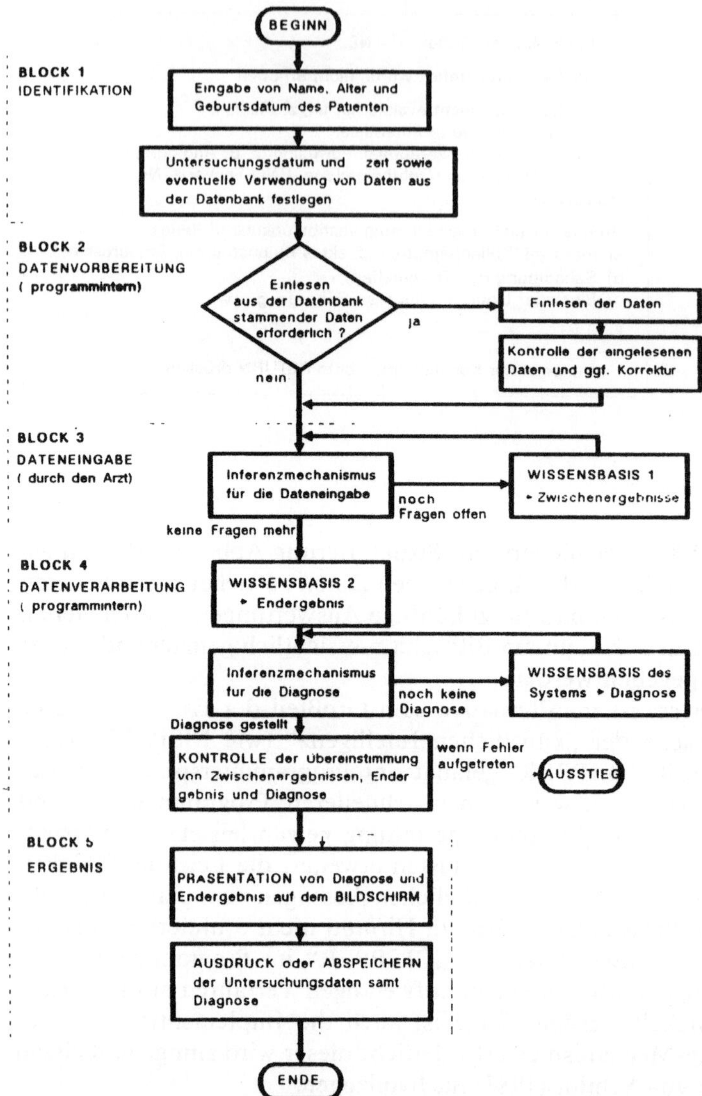

Abb. 77. Blockdiagramm für Expertensystem BRAINDEX G

Zu Block 3: Nach jeder Beantwortung einer Frage wird die gegebene Antwort vom System geprüft, es werden nötigenfalls Warnungen und Hinweise sowie Vorschläge zum weiteren Prozedere gegeben (sog. *„ZWISCHENERGEBNISSE")*. Das System überprüft bereits in diesem Teil des Programms, soweit es ihm aufgrund der eingegebenen Datenmenge möglich ist, laufend den Zustand des Patienten. Die Grundlage zum Vorgehen des Systems bildet hier die *WISSENSBASIS 1.*

Zu Block 4: Wenn sämtliche Untersuchungsdaten vorliegen, beginnt eine weitere Wissensbasis *(WISSENSBASIS 2)* das *ENDERGEBNIS* der Untersuchung zu erarbeiten: Diese besteht in der Herausarbeitung sämtlicher Daten, welche zum einen der Diagnose des Hirntodes widersprechen oder aber das Bestehen des Hirntodes nicht widerlegen, obwohl

laufs ist vom Benutzer eine von mehreren vorgegebenen Antworten auszu-
wählen. Dadurch kann die Konsultationszeit verkürzt und Mißverständnissen
weitgehend vorgebeugt werden. Sobald das System die erforderlichen Informationen zur Verfügung hat, zeigt es den ermittelten Befund an.

Um eine gute Übersichtlichkeit am Bildschirm zu gewährleisten, ist die
Maske kontrastreich und mehrfarbig gestaltet.

Die oben erwähnten Hilfetasten („Funktionstasten") sowie Auswahlfenster
gewährleisten eine komfortable Handhabung und bieten folgenden Service
an:

1. Eingabehilfe: am Bildschirm erscheint eine kurze Bedienungsanleitung
   für den Benutzer, welche jeweils der momentanen Situation angepaßt
   ist.
2. Unterstützung bei medizinischen Fragestellungen: sofortige Information
   zu verschiedenen medizinischen hirntodorientierten Problemen z. B.: Definition, Auslösung und Antwort eines Reflexes.
3. Lexikon: Schlagwortkatalog und detaillierte Auskunft über das eingege-
   bene Schlagwort.
4. Literaturverzeichnis: aktuelle Präsentation von Literaturreferenzen zu im
   Programm erschienenen Hinweisen – abrufbar entsprechend Autorenna-
   men, Titel, Stichwort, Quelle oder Verlag.
5. Übersicht über sämtliche bis zum jeweiligen Konsultationszeitpunkt eingegebenen Daten.
6. Wiederholungsfunktion: erlaubt Wiederaufrufen, Kontrolle und ggf.
   Korrektur der eingegebenen Daten.
7. Intermittierende situationsadaptierte Erklärungskomponente zum jeweiligen Stand der Patientenbeurteilung durch das System.
8. Wiederverwendung bereits eingegebener Untersuchungsdaten bei erneu-
   ter Konsultation über denselben Patienten.
9. Zugriff auf Datenbank zur Übersicht der Daten eines oder mehrerer Patienten.
10. Ausgabe des Endergebnisses der Konsultation mit allen Daten und erklä-
   renden Kommentaren auf dem Drucker.

Die klinische Prüfung des Systems mittels der Erhebungsdaten von 47 hirntoten und 20 komatösen Patienten ergab in keinem einzigen Fall eine Fehlbeur-

---

◀ sie „untypisch" erscheinen. Zusätzlich erfolgt eine Überprüfung, ob die Gesamtheit aller
eingegebenen Daten für eine gültige Diagnose durch das System ausreicht.

Der nächste Schritt besteht im Erstellen der *DIAGNOSE* unabhängig vom Zwischen- und
Endergebnis.

Als letzter Punkt in *BLOCK 4* erfolgt die Kontrolle, ob Zwischenergebnis, Endergebnis
und Diagnose übereinstimmen. Durch diese 3fache Bestimmung des Zustandes des Patienten wird vom System eine größtmögliche Sicherheit in der Diagnosestellung angestrebt,
wozu auch noch ein Vergleich dieser Systemdiagnose mit der Bewertung des Patienten
durch den Konsultierenden erfolgt

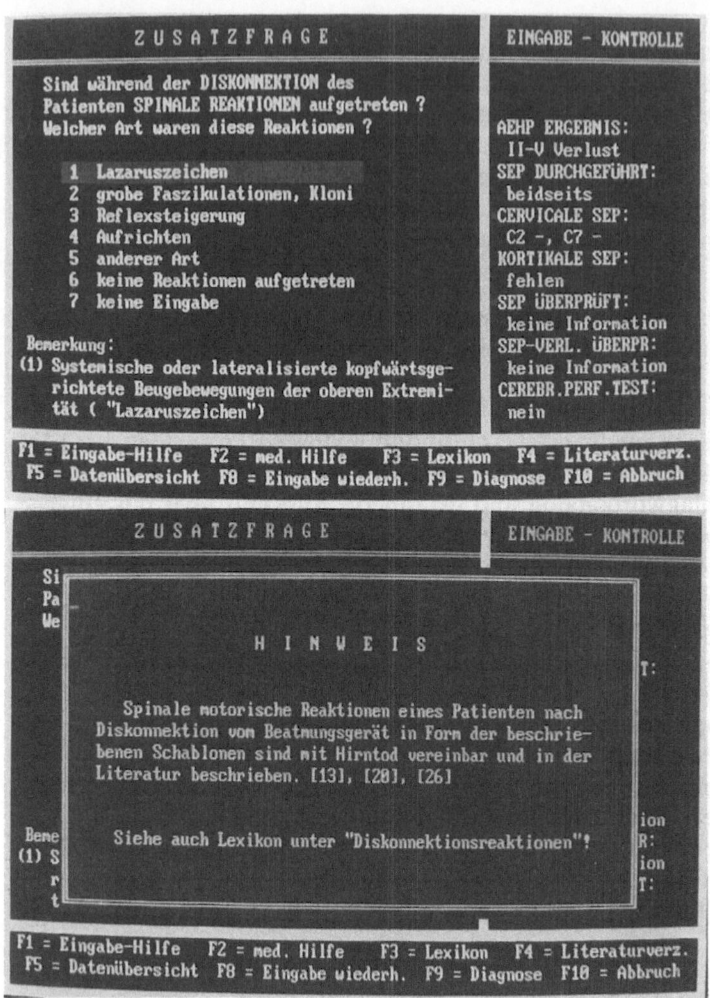

Abb. 78. Konsultationsbeispiele aus BRAINDEX G

teilung durch das System; die Zusatzinformationen, Kommentare, Warnungen und Hinweise wiesen in wenigen Fällen Mängel auf. Da die an ein „Hirntodexpertensystem" gestellten Anforderungen ein mit Sicherheit belegbares Ergebnis voraussetzen, führt das System von sich aus bei nur mit Unsicherheit beurteilbaren Problemstellungen keine Evaluierung durch (Konsultationsbeispiele Abb. 78 und 79).

Als Ausblick steht BRAINDEX R (Haase et al. 1988) in Entwicklung bzw. klinischer Erprobung. Als Alternative zu BRAINDEX M (gleiches Expertensystemshell PC-Plus) hat der Benutzer in dieser Dialogversion nach Auffinden eines Widerspruches zum Hirntod die Möglichkeit, nach weiteren Fakten suchen zu lassen, die den Hirntod ausschließen. Dem System nicht eindeutig

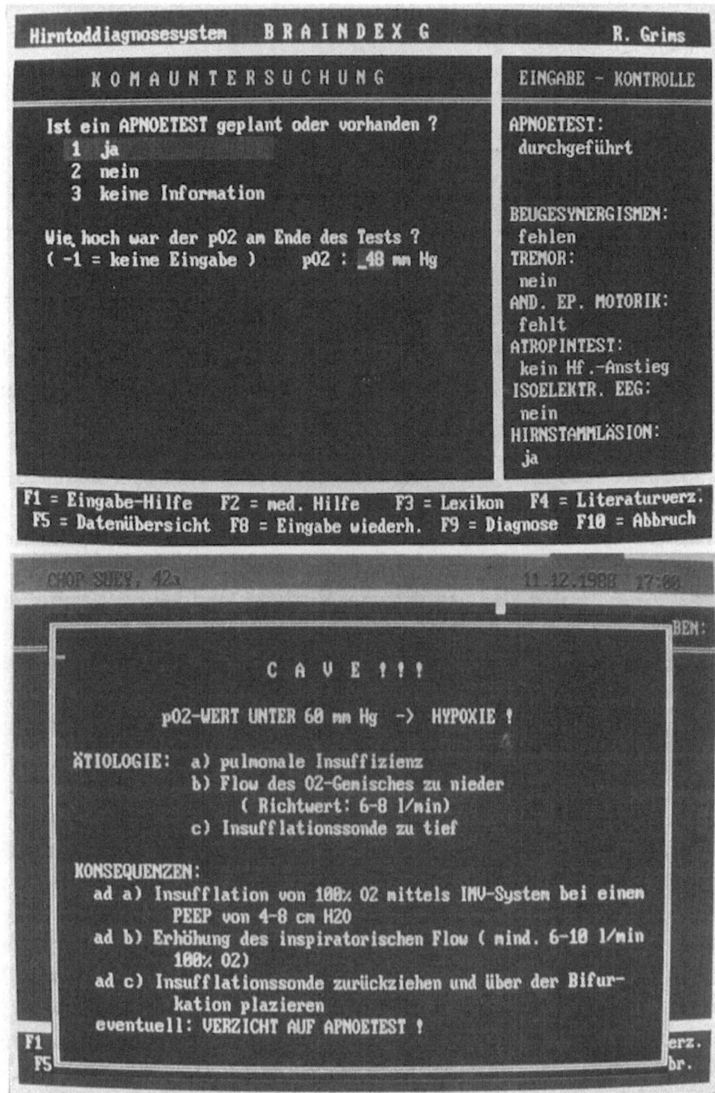

Abb. 79. Konsultationsbeispiele aus BRAINDEX G

plausible Daten werden dem Benutzer mitgeteilt, und es wird eine Bestätigung der Eingabe gefordert.

Für die Beurteilung der spinal integrierten Motorik steht ein Eingabemodul (implementiert in LISP) zur Verfügung, das es ermöglicht, jene Punkte an einem graphisch dargestellten Homunkulus mittels „Maus" zu markieren, von denen aus spinale Reflexe bzw. Schablonen am Patienten ausgelöst wurden. Aufgrund der Markierung erfolgt (Abb. 80): a) die Lokalisation des Stimulus sowie seine Zuordnung zu entsprechenden Rückenmarksegmenten

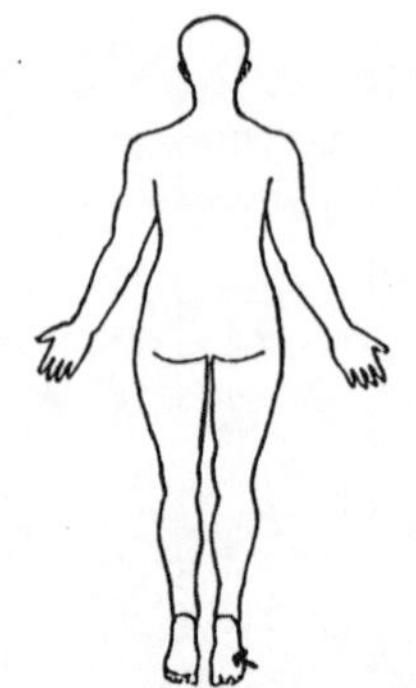

Abb. 80. Beispiel einer Bildschirmmaske zur grafischen Eingabe spinal integrierter Motorik

und b) die Ausgabe aller von hier aus induzierten spinalen Antworten. Mittels einer Hilfstaste können dann bei Bedarf alle dem System bekannten, mit dem Hirntod vereinbarten motorischen Reaktionen hinsichtlich deren Auslösung und Ablauf eruiert werden. Die Implementierung erfolgt über einen Scanner, mit dessen Hilfe die graphische Vorlage des Homunkulus in ein Graphik-programm eingelesen wird. Nach entsprechender Aufbereitung wird mittels Routine, welche zum Entwicklungssystem des Expertensystems gehört, die digitalisierte Vorlage komprimiert und in das Expertensystem eingebunden. Der gesamte Homunkulus wird mit einem am Bildschirm nicht sichtbaren Netz überzogen, womit es möglich wird, das markierte Segment zu identifizie-ren.

Dem System ist auch eine Erklärungskomponente angeschlossen, welche angibt, wie das System zu seiner Beurteilung kam. Lautet schlußendlich ein Konsultationsergebnis „KEIN HIRNTOD", besteht die Wahlmöglichkeit, eine Komabewertung erfolgen zu lassen. Im „forward chaining" (Abb. 81) versucht das System aufgrund der aussagekräftigsten Parameter, eine Hypo-these über den aktuellen neurologisch-klinischen Status des Patienten zu ge-nerieren. Am Ende der Konsultation besteht die Möglichkeit, einen Konsul-tationsreport auf dem Drucker auszugeben, worauf alle Eingaben und das Konsultationsergebnis samt Begründung ersichtlich werden. Insgesamt um-faßt BRAINDEX R 410 Regeln, 14 Frames (Abb. 82), 350 Parameter (95 da-von medizinisch wie Reflexe, Temperatur etc.), 30 LISP-Funktionen und ca. 250 kByte ausschließlich Wissensbasis.

Bei einer zusammenfassenden Betrachtung „künstlicher Intelligenz" in Form eines Expertensystems „Hirntod" bietet sich die Nutzung entsprechend dem Ausbildungsstand an: einerseits kontrollierendes Dokumentationssystem bzw. Nachschlagewerk oder zum anderen überprüfendes Instrumentarium, Expertisenersteller sowie Lehrbehelf. Keineswegs soll, darf und kann aber dieses Computersystem definitiv die Diagnose Hirntod stellen. Dies ist schon aus dem Grunde nicht möglich, weil das vorgestellte System nicht in der Lage ist, klinische oder apparative Befunde selbst zu erheben. Somit ist das Exper-

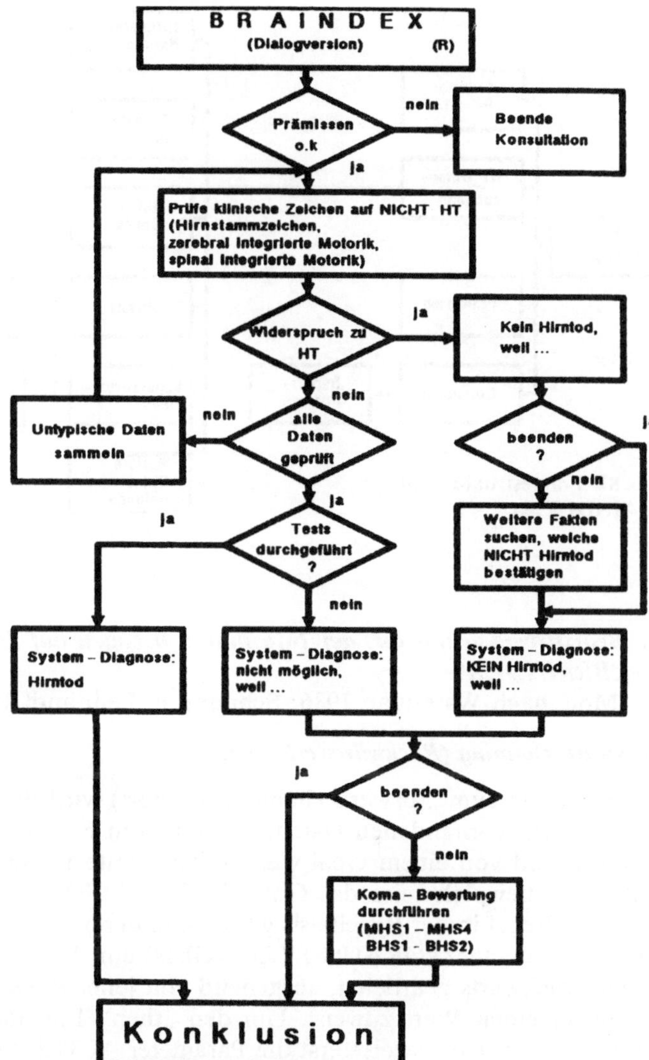

Abb. 81. Flußdiagramm für Dialogversion BRAINDEX R

tensystem BRAINDEX auf die Beurteilung durch den explorierenden Mediziner angewiesen und von der Qualität der eingegebenen Daten abhängig. Das heißt, die Verantwortung für die Diagnose ist einzig und allein eine ärztliche – durch den mit der Diagnosefindung betrauten Mediziner – und kann nicht auf das diagnoseunterstützende System abgeschoben werden.

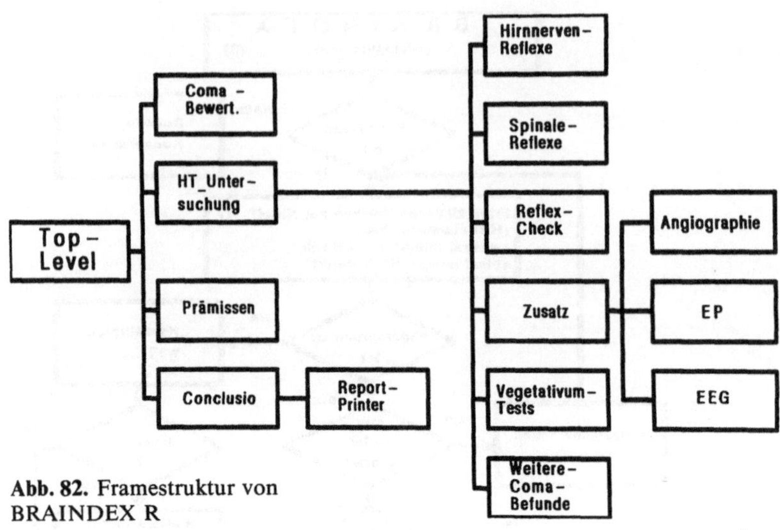

Abb. 82. Framestruktur von BRAINDEX R

B. Begriffsverzeichnis aus der Informatik, bezogen auf das Expertensystem „BRAINDEX"

(Mod. nach Waterman 1986; Schnupp u. Leibrandt 1988)

Backward chaining (Rückwärtsverkettung)

Im Gegensatz zum „forward chaining" (s. dort) wird die Bearbeitungsstrategie nicht von vorhandenen Daten, sondern vom Ergebnis gesteuert.

Ausgehend von einem Goal werden bestimmte Parameter betrachtet. Ablauf: Wird beispielsweise das Goal „VORAUSSETZUNGEN" ermittelt, so wird eine Regel in der Regelbasis gesucht, in deren „then"-Teil (s. Prämissen) diesem Parameter (VORAUSSETZUNGEN) ein Wert zugewiesen wird, d.h. es wird rückwärts gearbeitet, ausgehend von jener Regel, welche dem Goalparameter einen Wert zuweist. Um den „then"-Teil ausführen zu können, müssen aber beispielsweise erst die Parameter ALTER OK, MEDIKATION OK, URSACHE OK usw. auf ihren Inhalt bzw. Aussage geprüft werden, um dann testen zu können, ob der „if"-Teil (vgl. Prämissen) erfüllt ist; z.B.

if ALTER OK, MEDIKATION OK, URSACHE OK usw.
then VORAUSSETZUNGEN = ERFÜLLT

File

Dies ist eine abgeschlossene Informationseinheit auf dem Plattenspeicher; z.B.

CT_ NMR. DBF ist ein
Datenbankfile, in dem CT/NMR-Daten gespeichert sind.

Forward chaining (Vorwärtsverkettung)

Dies ist die einfachste Kontrollstrategie. Es wird zu einem bestimmten Zeitpunkt die aktuelle Datensituation geprüft. Die Schlußkette stoppt, wenn alle Regeln angewendet wurden oder auf eine entstandene Datensituation keine weiteren Regeln mehr anwendbar sind bzw. eine Zielbedingung erfüllt ist.

Beim „forward chaining" wird jene Regel getestet, in deren „if"-Teil (s. Prämissen) der entsprechende Parameter steht, welchem zuvor ein Wert zugewiesen wurde; z. B.

Regel 10: *if* $pCO_2 < 50$ mm Hg
           then APNOETEST = nicht evaluierbar
Regel 11: *if*   APNOETEST = nicht evaluierbar
           then WARNUNG

Wird Regel 10 aufgerufen und ist deren „if"-Teil erfüllt, so wird dem Parameter APNOETEST der Wert nicht evaluierbar zugewiesen. Durch diese Zuweisung wird im „forward chaining" die Regel 11 selektioniert, da diese den Parameter APNOETEST = nicht evaluierbar in ihrem „if"-Teil enthält.

Frame

Mittels Frames (Rahmen) hat man die Möglichkeit, das Wissen eines Expertensystems zu strukturieren und somit in einzelne Bereiche zusammenzufassen; z. B.

- Frame PRÄMISSEN: hier sind alle Regeln zusammengefaßt, welche die Voraussetzungen für eine gültige (Hirntod-)Diagnose überprüfen; oder
- Frame SPINALE REFLEXE: hier sind jene Regeln zusammengefaßt, die spinale Reflexe behandeln.
- Rootframe: ist jener Frame, der allen übrigen Frames übergeordnet ist. Dieser Frame ist immer vorhanden.
- Subframe: Ein Subframe ist einem anderen Frame untergeordnet. Das Wissen wird von übergeordneten Frames an untergeordnete (Subframes) weitergegeben; eine Umkehr ist nicht möglich.

Goal

Ein Goal ist ein Parameter, der den Inferenzmechanismus dazu veranlaßt, eine bestimmte Konklusion zu finden.

Inferenz

Die Inferenzkomponente („inference engine") eines Expertensystems bestimmt während des Ablaufs, welche Regeln abgearbeitet werden, welche Parameter benötigt werden usw.; die Inferenzkomponente ist ein fixer Bestandteil eines Expertensystem-Tool.

Implementierung

Die Umsetzung eines Gedankenmodells in computerlesbare Form, z. B. Überführung von medizinischem Wissen in Regeln und Fakten eines Expertensystems.

LISP („list processing")

Eine Programmiersprache, die vorwiegend im Bereich künstlicher Intelligenz Anwendung findet.

PC-PLUS

Ein dem EMYCIN nachgebildetes regelbasierendes Expert System Shell. Typische Qualitäten sind z. B. „backward chaining", „forward chaining" etc.

Prämisse/Konklusion

Die Prämisse ist der Bedingungsteil einer Regel („if"-Teil). Wenn diese Bedingung (Prämisse) erfüllt ist, dann wird der „then"-Teil einer Regel „gefeuert" (ausgeführt), ansonsten nicht. Diesen „then"-Teil bezeichnet man auch als Konklusion oder Aktionsteil einer Regel:

if   ANGIO = NE und EEG = NE
then   MDISPLAY „Vorsicht, Angiographie und EEG wurden nicht erhoben".

Regel

Eine Regel („rule") ist ein Teil eines Expertensystems, welcher die Fakten miteinander verknüpft, die in den Parametern gespeichert sind.

Metaregel

Metaregeln sind im Prinzip mit Regeln vergleichbar, jedoch sind sie den normalen Regeln übergeordnet; d.h. Metaregeln sind nicht Regeln über Parameter, sondern Regeln über andere Regeln und Goals; z. B.

if   EEG = NE
then   Considerrules Frame RULE 134

das bedeutet, wenn EEG „NE" (= nicht erhoben) ist, dann betrachte Regel Nr. 134.

Shell

Shell stellt als Metasystem Hilfsmittel zur Verfügung, mit denen sich spezielle Expertensysteme entwickeln lassen.

Tools

Tools entsprechen Werkzeugen (Hilfsmitteln) für verschiedene Anwendungen und Vereinfachung von Problemlösungen (z. B. Graphikmodul bzw. Programmiersprachen, vordefinierte Programmbibliotheken etc.).

7 Zusammenfassung und Schlußfolgerung

Nach Eintritt des Hirntodes gilt ein bewußtes menschliches Leben als nicht mehr möglich. Der Hirntod entspricht dem Individualtod, obwohl Funktion und Perfusion aller anderen Organe erhalten sein können.

Beim Hirntod liegt pathologisch-anatomisch eine ischämische Totalnekrose vor, dem pathogenetisch ein Hirnödem zugrunde liegt.

Am Anfang der Diagnostik des Hirntodes steht die neurologisch-klinische Exploration. Diese beinhaltet den Nachweis der kompletten Hirnstammareflexie, wobei die Apnoe ein wesentliches Kriterium ist. Vor Durchführung des Apnoetests sollte das Vorliegen einer primären Hirnstammläsion abgeklärt und das Bestehen eines isolierten Hirnstammtodes mittels EEG ausgeschlossen sein; andernfalls kann durch die während des Apnoetests auftretende intrakranielle Drucksteigerung infolge Hyperkarbie die zerebrale Funktion irreversibel beeinträchtigt werden.

Mittels der Respirographie ist die Dokumentation der Apnoe realisierbar.

Die Pulsoxymetrie erweist sich als brauchbares nichtinvasives Verfahren zur Überwachung der apnoischen Diffusionsoxygenation während des Apnoetests.

Eine Reihe bestimmter motorischer Aktivitäten nach taktilen und nozizeptiven Stimuli sowie nach Diskonnektion vom Respirator gilt als spinal integriert.

Blutdruck, Puls und Temperatur können mittels intensivtherapeutischer und -pflegerischer Maßnahmen beim Hirntod vorübergehend konstant gehalten werden.

Im Verlaufe von Organentnahmen werden auf chirurgische Stimuli Reaktionen des Herz-Kreislauf-Systems (Herzfrequenz-, Blutdruckanstiege) wie auch der Körperoberfläche (Schwitzen, Hautrötung) registriert.

Die Variabilität der Herzschlagfolge gilt als Indikator der Hirnstammaktivität und des Vagustonus. Bei den bislang untersuchten Patienten liegt eine Variabilitätsstarre beim Hirntod vor; dieser Befund ist jedoch für den Hirntod nicht pathognomonisch. Exzessive Anstiege der Herzratenvariabilität werden im Bulbärhirnsyndrom I, II und akuten Mittelhirnsyndrom IV beobachtet. Spektralanalytische Untersuchungen der Herzratenvariabilität zeigen bei visueller Befundung außer der Abnahme der Gesamtvariabilität eine Reduktion von 3 auf 2 Gipfel (Rhythmus des Angiotensin-Renin-Systems sowie der kontrollierten Ventilation) und das Erlöschen des Peaks im Spektralbereich des Beatmungsrhythmus während des Apnoetests. Die klinischen Befunde zeigen sich durch tierexperimentelle Ergebnisse bestätigt.

Transkranielle Doppler-Sonographie, intrakranielle Druckmessung und Computertomographie haben ihre Bedeutung im Vorfeld der Hirntoddiagnostik zur Verlaufsbeurteilung bzw. Abklärung der zum Hirntod führenden Schädigung.

Die technisch einwandfreie Angiographie gilt bislang als aussagekräftigste Methode zum Nachweis zerebralen Zirkulationsstillstands; gleichgestellt ist ihr die arterielle digitale Subtraktionsangiographie.

Das „isoelektrische EEG" weist das Erlöschen kortikaler bioelektrischer Hirntätigkeit nach; Einschränkungen für die Evaluierung des Hirntodes sind allerdings zu berücksichtigen. Störungen des EEG durch EKG-Einstreuungen nehmen mit der Progredienz des Hirnschadens zu und haben ihr Maximum beim Hirntod; sie können anhand der EEG-Spektralanalyse nicht erkannt werden. Bei Vorliegen primärer Hirnstammläsion erfolgt die Differentialdiagnose Hirntod vs. isolierter Hirnstammtod mittels EEG.

EEG und evozierte Potentiale (AEHP, SEP) gelten für die Reduzierung der Schwebezeit als gleichwertig.

Sowohl die AEHP als auch SEP weisen ihrerseits beim Hirntod verschiedene Muster auf; für die zweifelsfreie Bewertung ist die Inputkontrolle jedes der beiden Parameter erforderlich. Außerdem sollte der Verlust jener Komponenten dokumentiert sein, welche die Aktivität des Hirnstammes bzw. der Hirnrinde repräsentieren.

Das Fehlen der Komponente I der AEHP beim Hirntod kann nicht nur auf den substantiellen Untergang kochleärer Strukturen (Corti-Organ) zurückgeführt werden.

Im Verlaufe von zunehmenden Hirnschäden, die im Hirntod enden, lassen sich akustisch ausgelöste Stimulationsartefakte ableiten, deren Amplituden mit der Progredienz der Hirnläsion zunehmen.

Das pathologisch-anatomische Substrat weicht im Neugeborenen- und frühen Kindesalter aufgrund der nachgebenden Hirnhüllen von jenem im Erwachsenenalter ab und bewirkt zugleich mit der sog. Plastizität des kindlichen Gehirns ein differenziertes diagnostisches Prozedere in diesen Altersstufen.

Die Erstellung der Diagnose Hirntod sollte vom notärztlichen Dienst aufgrund seiner Garantenstellung primärer Versorgung vital Bedrohter außerklinisch nicht vorgenommen werden.

Für den an einer Organentnahme beteiligten Anästhesiologen ist aufgrund der Tragweite seiner Maßnahmen die Durchführung einer präoperativen Plausibilitätskontrolle der Diagnose Hirntod angezeigt.

Mit dem Expertensystem „BRAINDEX", einem Exponenten „künstlicher Intelligenz" befindet sich derzeit ein diagnoseunterstützendes System zur Ermittlung des Hirntodes in klinischer Erprobung.

Literatur

Abildskov JA, Miller K, Burgess MJ, Vincent W (1970) The electrocardiogram and the central nervous system. Prog Cardiovasc Dis 13:210–216

Agich GJ (1985) The logical status of brain death criteria. J Med Phil 10:387–395

Agnoli A, Clar HE, Magnus L (1970) Fehlende Darstellung von Hirngefäßen im Carotisangiogramm infolge intrakranieller Drucksteigerung. Arch Psychiatr Nervenkr 213:421

Aigner G (1982) Gesetzliche Regelung der Organentnahme von Verstorbenen in Österreich. Mitteil Österr Sanitätsverw 83/Nr. 10:225–226

Akselrod S, Gordon D, Ubel FA, Shannon D, Barger AC, Cohen AJ (1981) Power spectrum analysis of heart rate fluctuation: A quantitative probe of beat cardiovascular control. Science 213:220–222

Allen N (1977) Life or death of the brain after cardiac arrest. Neurology 27:805–806

Alvarez LA, Lipton RB, Hirschfeld A, Salamon O, Lantos G (1988) Brain death determination by angiography in the setting of a skull defect. Arch Neurol 45:225–227

Angstwurm H, Frick E (1980) Neurologische Diagnose und Dokumentation des „Hirntodes" potentieller Organspender. MMW 40:1371–1373

Angstwurm H, Kugler J (1978) Ärztliche Aspekte des Hirntodes und Feststellung des Todeszeitpunktes. Fortschr Neurol Psychiatr 46:297–311

Angstwurm H, Land W (1981) Das Problem der Organspende. Med Klin 76:436–442

Angstwurm H, Einhäupl K, Heuser M (1985) Erfahrungen bei der Diagnose und Dokumentation des Hirntodes. In: Gänshirt H, Berlit P, Haak G (Hrsg) Kardiovaskuläre Erkrankungen und Nervensystem, Neurotoxikologie, Probleme des Hirntodes. Springer, Berlin Heidelberg New York Tokyo, S 577–581

Anziska BJ, Gracco RQ (1980) Short latency somatosensory evoked potentials in brain dead patients. Arch Neurol 37:222–225

Arfel G (1967) Stimulations visuelles et silence cerebral. Electroencephalogr Clin Neurophysiol 23:172–175

Arnold H, Kühne D, Rohr W, Heller M (1981) Contrast bolus technique with rapid CT-scanning. A reliable diagnostic tool for the dermination of brain death. Neuroradiology 22:129–132

Ashwal S, Schneider S (1979) Failure of Electroencephalography to diagnose brain death in comatose children. Ann Neurol 6:512–517

Babkin BP, Kite WC (1950) Central nervous control of rhythmic variations of blood pressure. Am J Physiol 161:92–101

Baumgärtner H (1988) Frühe akustisch und somatosensorisch evozierte Potentiale im Koma und beim Hirntod. EEG Labor 10:40–49

Belsh JM, Blatt R, Schiffmann PL (1986) Apnea testing in brain death. Arch Intern Med 146:2385–2388

Belsh B, Chokroverty S (1987) Short-latency somatosensory evoked potentials in brain-dead patients. Electroencephalogr Clin Neurophysiol 68:75–78

Bertrand O, Garcia-Larrea L, Artru F, Mauguiere F, Pernier J (1987) Brain-stem monitoring. I.A system for high-rate sequential BAEP recording and feature extraction. Electroencephalogr Clin Neurophysiol 68:433–445

Besser R, Weilemann LS (1987) Der Hirntod. Med Klin 82:318–319

Bichat X (1912) Physiologische Untersuchungen über den Tod. Barth, Leipzig (Klassiker der Medizin, Bd 16)

Binder H, Draxler V, Sporn P, Gerstenbrand F, Watzek C (1979) Das spinale Reflexgeschehen beim sogenannten „Hirntoten". Anaesthesiol Intensivmed 129:105–109

Biniek R, Schuchardt U, Schuchardt V, Heitmann R (1985) Das komplette apallische Syndrom. In: Gänshirt H, Berlit P, Haak G (Hrsg) Kardiovaskuläre Erkrankungen und Nervensystem, Neurotoxikologie, Probleme des Hirntodes. Springer, Berlin Heidelberg New York Tokyo, S 590–593

Bird TD, Plum F (1968) Recovery from barbiturate overdose coma with a prolonged isoelectric electroencephalogram. Neurology 18:456–460

Black PM, Zervas NT (1984) Declaration of brain death in neurosurgical and neurological practice. Neurosurgery 15 2:170–174

Bock E (1981) Der Atropintest – seine Bedeutung in der Vorfelddiagnostik des Hirntodes. Anästhesiol Intensivmed 22:13–15

Böckle F (1985) Ethische Probleme des Hirntodes. In: Gänshirt H, Berlit P, Haack G (Hrsg) Kardiovaskuläre Erkrankungen und Nervensystem, Neurotoxikologie, Probleme des Hirntodes. Springer, Berlin Heidelberg New York Tokyo, S 565–569

Braun J (1982) Die klinischen Kriterien des Hirntodes. Nervenarzt 53:654–658

Brierley JB, Graham DI, Adams JH, Simpson JA (1971) Neocortical death after cardiac arrest. Lancet II:560–565

Brill DR, Schwartz JA, Baxter JA (1985) Variant flow patterns in radionuclide cerebral imaging performed for brain death. Clin Nucl Med 10/5:346–352

Buchinger B, Hermann G, Kaps M (1985) Untersuchungen zur autonomen Neuropathie bei Patienten mit diabetischer Polyneuropathie und Patienten mit chronischem Alkoholabusus mittels automatischer Analyse der Herzfrequenzvariabilität. In: Gänshirt H, Berlit P, Haak G (Hrsg) Kardiovaskuläre Erkrankungen und Nervensystem, Neurotoxikologie, Probleme des Hirntodes. Springer, Berlin Heidelberg New York Tokyo, S 208–210

Büchler E, Käufer C, Penin H (1973) Transfemorale zerebrale Katheterangiographie beim Hirntod. In: Krösl W, Scherzer E (Hrsg) Die Bestimmung des Todeszeitpunktes. Maudrich, Wien, S 155–161

Buchner H, Ferbert A, Hacke (1988) Serial recording of median nerve stimulated subcortical somatosensory evoked potentials (SEPs) in developing brain death. Electroencephalogr Clin Neurophysiol 69:14–23

Buchner H, Ferbert A, Brückmann H, Zeumer H, Hacke W (1986) Zur Validität der frühen akustisch evozierten Potentiale in der Diagnose des Hirntods. EEG EMG 17:117–122

Bundesärztekammer (1986) Kriterien des Hirntodes. Dtsch Ärztebl 43:2940–2946

Bushart W, Rittmeyer P (1969) Kriterien der irreversiblen Hirnschädigung bei Intensivbehandlung. Med Klin 5:184–193; Arch Intern Med 146:2385–2388

Chapman KR, Lin FLW, Watson RM, Rebuck AS (1986) Range of accuracy of two wavelength oximetry. Chest 89:540–542

Ciliberti BJ, Goldfein J, Rovenstine EA (1954) Hypertension during anesthesia in patients with spinal cord injuries. Anesthesiology 15:273–279

Conci F, Procaccio F, Arosio M, Boselli L (1986) Viscero-somatic and viscero-visceral reflexes in brain death. J Neurol Neurosurg Psychiatry 49:695–698

Cowey A (1964) Projection of the retina on/to striate and peristriate cortex in the squirrel monkey. J Neurophysiol 27:366–396

Desmedt JE, Cheron G (1980) Central somatosensory conduction in man: Neural generators and interpeak latencies of the far-field components recorded from neck and right or left scalp and earlobes. Electroencephalogr Clin Neurophysiol 50:382–403

Donchin J, Feld JM, Porges SW (1985) Respiratory sinus arrhythmia during recovery from isoflurane-nitrous oxide anesthesia. Anesth Analg 64:811–815

Doninger DE (1963) Bilateral complete carotid and basilar artery occlusion in a patient with minimal deficit. Neurology 13:673–678

Donsellar C, Meerwaldt JD, Gijn J (1986) Apnoea testing to confirm brain death in clinical practice. J Neurol Neurosurg Psychiatr 49:1071–1073

Dorfman LJ, Britt RH, Silverberg GD (1981) Human brainstem auditory evoked potentials during controlled hypothermia and total circulatory arrest. Neurology 31:88–89

Drummond JC, Todd MM (1984) Acute sinus arrhythmia during surgery in the fourth ventricle: An indicator of brain-stem irritation. Anesthesiology 60:232–235

Drury I, Westmoreland BF, Sharbrough FW (1987) Fulminant demyelinating polyradiculoneuropathy resembling brain death. Electroencephalogr Clin Neurophysiol 67:42–43

Eccles JC, Robinson DN (1985) Das Wunder des Menschseins – Gehirn und Geist. Piper, München Zürich

Eckoldt K (1975) Untersuchungen über die Wirkungen der vegetativen Herznerven mit Hilfe von unblutigen Meßverfahren. Med. Dissertation, Humboldt-Universität Berlin

Eckoldt K (1985) Herzfrequenzvariabilität und deren spektrale Komponenten bei unterschiedlichen autonomen Funktionszuständen. In: Zwiener U (Hrsg) Ergebnisse der experimentellen Medizin Pathogenese, Funktionsdiagnostik und Therapie gestörter Körperfunktionen. Volk und Gesundheit, Berlin, Bd 46, S 106–116

Eckoldt K, Schubert E (1975) Zum Einfluß der Atemtiefe auf die Sinusarrhythmie des Herzens. Acta Biol Med Ger 34:767–771

Eckoldt K, Cammann H, Schwarz V (1979) Spektralanalytische Untersuchungen der Herzfrequenzvariabilität. Stud Biophysica 75/3:183–188

Egol AB, Guntupalli KK (1983) Intravenous infusion device artifact in the EEG-confusion in the diagnosis of electrocerebral silence. Intensive Care med 9:29–32

Eichbaum FW, Gazetta BH, Bisetti PC, Pereira CB (1965) Electrocardiographic disturbances following acute increase of intracranial pressure. Z Ges Exp Med 139:721–734

Estanol B, Loyo JV, Mateos JH, Goyo E, Cornejo A, Guerard J (1977) Cardiac arrhythmias in experimental subarachnoid haemorrhage. Stroke 8:440–447

Evans BM (1980) Heart rate studies in association with EEG as a means of following the progress of head injuries. In: Lechner H, Aranibar A (eds) EEG clinical neurophysiology. Excerpta Medica, Amsterdam, pp 403–408

Evans JM, Davies WL (1984) Lower oesophageal contractility: a new monitor of anaesthesia. Lancet II:1151–1154

Fanconi S, Doherty P, Edmonds JF, Barker GA, Bohn DJ (1985) Pulse oximetry in pediatric intensive care: Comparison with measured saturations and transcutaneous oxygen tension. J Pediatr 107:362–366

Ferbert A, Riffel B, Buchner H, Ullreich A, Stöhr M (1985) Evozierte Potentiale in der neurologischen Intensivmedizin – eine Standortbestimmung. Acta Neurol 12:193–198

Ferbert A, Buchner H, Ringelstein EB, Hacke W (1986) Isolated brain-stem death. Case report with demonstrations of preserved visual evoked potentials (VEPs). Electroencephalogr Clin Neurophysiol 65:157–160

Fiser DH, Jimenez JF, Wrape V, Woody R (1987) Diabetes insipidus in children with brain death. Crit Care Med 15:551–553

Fleming I (1975) Anästhesiologische Aspekte bei der Toterklärung. Zentralbl Chir 100:403–411

Fritsche P (1979) Grenzbereiche zwischen Leben und Tod. Klinische, juristische und ethische Probleme. Thieme, Stuttgart

Forsyth R (1984) Expert systems – principles and care studies. Chapman & Hall, London

Frowein RA, Richard KE, Hamel E (1985) Probleme des Hirntodes. In: Gänshirt H, Berlit P, Haak G (Hrsg) Kardiovaskuläre Erkrankungen und Nervensystem, Neurotoxikologie, Probleme des Hirntodes. Springer, Berlin Heidelberg New York Tokyo, S 577–581

Frowein RA, Gänshirt H, Richard KE, Hamel E, Haupt WF (1987a) Kriterien des Hirntodes: 3. Generation. Anästh Intensivther Notfallmed 22:17–20

Frowein RA, Gänshirt H, Hamel E, Haupt WF, Firsching R (1987b) Hirntod-Diagnostik bei primärer infra-tentorieller Hirnschädigung. Nervenarzt 58:165–170

Frumin MJ, Epstein RM, Cohen G (1959) Apneic oxygenation in man. Anesthesiology 20:789–798

Gacek RR (1984) Efferent innervation of the labyrinth. Am J Otolaryngol 5:204–224

Galaske RG, Schober O (1988) Bestimmung des Hirntodes bei Kindern. 99mTc-HM-PAO und 123J-Amphetamin-Szintigraphie als neue, nichtinvasive Methode. Wien Klin Wochenschr 16:555–561

Gandevia SC, McCloskey DI, Potter EK (1978) Inhibition of baroreceptor and chemoreceptor reflexes in heart rate by afferents from the lungs. J Physiol (Lond) 276:369–381

Ganes T, Lundar T (1988) EEG and evoked potentials in comatose patients with severe damage. Electroencephalogr Clin Neurophysiol 69:6–13

Ganes T, Nakstad P (1984) Subcomponents of the cervical evoked response in patients with intracerebral circulatory arrest. J Neurol Neurosurg Psychiatry 47:292–297

Garcia-Larrea L, Bertrand O, Artru F, Pernier J, Mauguiere F (1987) Brain-stem monitoring. II. Preterminal BAEP changes observed until brain death in deeply comatose patients. Electroencephalogr Clin Neurophysiol 68:446–457

Gerstenbrand F (1967) Das traumatische apallische Syndrom. Klinik, Morphologie, Pathophysiologie und Behandlung. Springer, Berlin Heidelberg New York

Gerstenbrand F, Lücking CH (1970) Die akuten traumatischen Hirnschäden. Arch Psychiatr Nervenkr 213:264–281

Gerstenbrand F (1973) Die klinische Symptomatik des irreversiblen Ausfalls der Hirnfunktionen. Das Vorstadium und die spinalen Reflexe. In: Krösl W, Scherzer E (Hrsg) die Bestimmung des Todeszeitpunktes. Maudrich, Wien, S 33–40

Gerstenbrand F, Rumpl E (1985) Das klinische Bild schwerer Schädel- und Hirn-Traumen in der Akutphase. Intensivbehandlung 10/3:85–91

Goldie WB, Chiappa KH, Young RR, Brooks EB (1981) Brainstem auditory and short-latency somato-sensory evoked responses in brain death. Neurology 31:248–256

Gomes AS, Hallinan JM (1983) Intravenous digital subtraction angiography in the diagnosis of brain death. AJNR 4:21–24

Goodman JM, Heck LL, Moore BD (1985) Confirmation of brain death with portable isotope angiography: A review of 204 consecutive cases. Neurosurgery 16:492–497

Gordon D, Southall DP, Kelly DH, Wilson A, Akselrod S, Richards J, Kenet B et al. (1986) Analysis of heart rate and respiratory patterns in sudden infant death syndrome victims and control infants. Pediatr Res 20:80–684

Green JB, Lauber A (1972) Return of EEG activity after electrocerebral silence: two case reports. J Neurol Neurosurg Psychiatry 35:103–107

Greenberg RP, Becker DP, Miller JD, Mayer DJ (1977) Evaluation of brain function in severe head trauma with multimodality evoked potentials. Lokalization of brain dysfunction and correlation with posttraumatic neurological conditions. J Neurosurg 47:163–177

Greenberg RP, Ducker TB (1982) Evoked potentials in the clinical neurosciences. J Neurosurg 56:1–18

Guerit JM (1986) Unexpected myogenic contaminants observed in the somatosensory evoked potentials recorded in one brain-dead patient. Electroencephalogr Clin Neurophysiol 64:21–26

Guerit JM, Mahieu P, Hönben-Giurgea S, Herbay S (1981) The influence of ototoxic drugs on brainstem auditory evoked potentials in man. Arch Otorhinolaryngol 233:189–199

Gründel J (1973) Der relative Wert irdisch leiblichen menschlichen Lebens und der Tod aus theologischer Perspektive. In: Krösl W, Scherzer E (Hrsg) Bestimmung des Todeszeitpunktes. Maudrich, Wien, S 321–327

Grunnet ML, Paulson G (1971) Pathological changes in irreversible brain death. Dis Nerv Syst 32:690–694

Gütgemann A (1969) Vorwort in: Der Hirntod. In: Penin H, Käufer C (Hrsg) Todeszeitbestimmung bei irreversiblem Funktionsverlust des Gehirns. Thieme, Stuttgart, S III–IV

Guyton AC (1976a) Somatic sensations: II. pain, visceral pain, headache, and thermal sensations. In: Guyton AC (ed) Textbook of medical physiology. Saunders, Philadelphia, pp 662–677

Guyton AC (1976b) The autonomic nervous system; The adrenal medulla. In: Guyton AC (ed) Textbook of medicinal physiology. Saunders, Philadelphia, pp 768–780

Haase VH (1988) Data bases in decision support systems. (Seminar days on new advances in decision support systems. JJASA Laxenburg, December, 5–7)

Haase VH, Moik H, Pfurtscheller G, Willegger B, Schwarz G (1988) BRAINDEX-A PC-based decision support system. In: Haase V, Knuth E (eds) Proceedings: Beyond number crunching. (Austian-Hungarian Conference Retzhof, September, 14–16, Society for Computing Sciences.

Habel G, Schneider J (1975) Feststellung des Hirntodes unter besonderer Berücksichtigung des jungen Kindesalters. Zentralbl Chir 100:421–426

Hacke W (1983) Neuromonitoring. J Neurol 232:125–133

Hall JW, Mackey-Hargadine RM, Kim EE (1985) Auditory brain-stem response in determination of brain death. Arch Otolaryngol 111:613–620

Hassler W, Zentner J (1988) Die transkranielle Doppler-Sonographie im Vorfeld des zerebralen Kreislaufstillstandes. Intensivbehandlung 13/4:169–175

Hassler W, Steinmetz H, Gaswlowski J (1988) Transcranial Doppler ultrasonography in raised intracranial pressure and in intracranial circulatory arrest. J Neurosurg 68:745–751

Haupt WF (1986) Kraniale Muskelaktivität beim dissoziierten Hirntod. Nervenarzt 57:145–148

Hellmann JB, Stacy RW (1976) Variation of respiratory sinus arrhythmia with age. J Appl Physiol 41:734–738

Hillesheimer W, Schumacher M (1985) Wert der Computertomographie für die Diagnose des Hirntodes. In: Gänshirt H, Berlit P, Haack G (Hrsg) Kardiovaskuläre Erkrankungen und Nervensystem, Neurotoxikologie, Probleme des Hirntodes. Springer, Berlin Heidelberg New York Tokyo, S 627–633

Hirsch JA, Bishop B (1981) Respiratory sinus arrhythmias in humans: how breathing pattern modulates heart rate. Am J Physiol 241:H 620–H 629

Hughes JR, Fino J (1980) Usefullness of piezoelectric earphones in recording the brain stem auditory evoked potentials: A new early deflection. Electroencephalogr Clin Neurophysiol 48:357–360

Huse K, Krämer W (1987) Variations in instaeneous RR-invervals during neurosurgical procedures in posterior fossa tumors. J Clin Monit 3(4):327

Hussmann LH (1968) Zur Todeszeitbestimmung. Dtsch Med Wochenschr 93:2232–2233

Iglesias J, Heye N, Maier-Hauff K (1988) Korrelation von klinischen und histologischen Merkmalen bei Patienten mit epileptischen Anfällen und primären hirneigenen Tumoren. Deutsche Gesellschaft für Neuropathologie und Neuroanatomie, 33. Jahrestagung 12.–15. 10. 1988

Ingvar DH (1973) Bestimmung des Sistierens der Gehirnzirkulation bei Hirntod. In: Krösl W, Scherzer E (Hrsg) Die Bestimmung des Todeszeitpunktes. Maudrich, Wien, S 195–198

Isler W (1985) Pädiatrische Probleme des Hirntodes. In: Gänshirt H, Berlit P, Haak G (Hrsg) Kardiovaskuläre Erkrankungen und Nervensystem, Neurotoxikologie, Probleme des Hirntodes. Springer, Berlin Heidelberg New York Tokyo, S 554–558

Ivan LP (1973) Spinal reflexes in cerebral death. Neurology 23:650–652

Jacob WA, Bogaert A, De Groodt-Lessel MHA (1972) Myocardial ultrastructure and haemodynamic reactions during experimental subarachnoid haemorrhage. J Mol Cell Cardiol 4:287–298

Janzen RWC, Müller-Jensen A (1986) Hyperexcitability of nerves in brain death. In: Kunze K, Zangemeister WH, Arlt A (Hrsg) Clinical problems of brainstem disorders. Thieme, Stuttgart New York, pp 235–237

Janzen RWC, Hohnstädt P, Lachenmayer L, Rohr W, Neunzig HP (1985) Neurologische Symptome bei der Manifestation des Hirntodes. In: Gänshirt H, Berlit P, Haack G (Hrsg) Kardiovaskuläre Erkrankungen und Nervensystem, Neurotoxikologie, Probleme des Hirntodes. Springer, Berlin Heidelberg New York Tokyo, S 582–586

Jennett B, Gleave J, Wilson P (1981) Brain death in three neurosurgical units. Br Med J 282:533–538

Jennett B (1982) Brain death. Int Care Med 8:1–3

Johnson B, Thomason R, Pallares V, Sadove M (1975) Autonomic hyperreflexia: A review. Milit Med 140:345–349

Jordan JE, Dyess E, Cliett J (1985) Unusual spontaneous movements in brain-dead patients. Neurology 35/7:1082

Jörgensen EO (1973) Spinal man after brain death. Acta Neurochir 28:259–273

Jörgensen EO, Trojaborg W (1971) Visual evoked potentials and the diagnosis of cortical death. Nord Med 86/36:1054–1055

Kaga K, Takamori A, Mizutani T, Nagai T, Marsh RR (1985) The auditory pathology of brain death as revealed by auditory evoked potentials. Ann Neurol 18 (3):360–364

Kaste M, Palo J (1981) Criteria of brain death and removal of cadaveric organs. Ann Clin Res 13:313–317

Katona PG, Jig F (1975) Respiratory sinus arrhythmia: Noninvasive measure of parasympathetic cardiac control. J Appl Physiol 39:801–805

Käufer C (1971) Die Bestimmung des Todes bei irreversiblem Verlust der Hirnfunktionen. Hüttig, Heidelberg (Theoretische und klinische Medizin, Einzeldarstellungen, Bd 52)

Kaufman HH, Lynn J (1986) Brain death. Neurosurgery 19/5:850–856

Kaufmann HH, Lynn J, Goodman JM (1987) Brain death. Am Fam Physician 36/2:117–124

Kellerova E, Vigas M, Vicenik K (1984) Effect of increased plasmatic level of dopamine on the interbeat interval variability and on the repolarization process in the heart. Dtsch Gesundheitswesen 39:863–866

Kero P, Antila K, Ylitalo V, Välimäki I (1978) Decreased heart rate variation in decerebration syndrome: Quantitative clinical criterion of brain death? Pediatrics 62:307–311

Kleinert R (im Druck) Pathologisch anatomische Befunde bei Epilepsien. Ärztl Prax

Klug N (1982) Brainstem auditory evoked potentials in syndromes of decerebration, the bulbar syndrome and in central death. J Neurol 227:219–228

Klug N, Csecsei G (1985) Experimenteller Beitrag zur Frage der Reversibilität hirndruckbedingter Funktionsstörungen des Hirnstamms. In: Schürmann K (Hrsg) Der zerebrale Notfall. Ein interdisziplinäres Problem. Urban & Schwarzenberg, München Wien Baltimore, S 89–92

Kluge EHW (1975) Cerebral death. In: Kluge EHW (ed) The practice of death. University Press, New Haven London, pp 209–231

Koch RD, Röse W, Freitag G, Freitag J, Hennig HP (1981) Erfahrungen bei der Feststellung des Hirntodes. Psychiatr Neurol Med Psychol (Leipz) 33:335–339

Koepchen HP (1977) Neurophysiologische Grundlagen der nervösen Steuerung der Herzfrequenz, insbesondere ihrer atemrhythmischen Schwankungen. Med Sport 5:136–140

Koepchen HP (1980) The respiratory-cardiovascular brain stem oscillator in the contex of afferent and central excitatory and inhibitory systems. In: Koepchen HP, Hilton SM, Trzebski A (eds) Central interaction between respiratory and cardiovascular control systems. Springer, Berlin Heidelberg New York, pp 197–205

Koepchen HP, Thurau K (1959) Über die Entstehungsbedingungen der atemsynchronen Schwankungen des Vagustonus (Respiratorische Arrhythmie). Pfluegers Arch 269:10–30

Krähling KH (1986) Der Nachweis des dissoziierten Hirntodes beim Organspender. Dtsch Med Wochenschr 111/7:268–269

Kramer W (1973a) Neuropathologische Befunde nach intravitalem Hirntod. In: Krösl W, Scherzer E (Hrsg) Die Bestimmung des Todeszeitpunktes. Maudrich, Wien, S 223–231

Kramer W (1973b) Medizinische Diskussion. In: Krösl W, Scherzer E (Hrsg) Die Bestimmung des Todeszeitpunktes. Maudrich, Wien, S 255

Kretzschmar K, Wende S (1979) Untersuchungsverfahren bei Bewußtlosen: Apparative Untersuchungsmethoden. In: Ahnefeld FW, Bergmann H, Burri C, Dick W, Halmagy M, Hossli G, Reulen HJ et al. (Hrsg) Der bewußtlose Patient. Springer, Berlin Heidelberg New York (Klinische Anästhesiologie und Intensivtherapie, Bd 19, S 117–126)

Kricheff II, Braunstein P, Korein J, George AE, Kumar AJ (1975) Isotopic and angiographic determination of cerebral blood flow. Acta Radiol 347:119–129

Kubicki ST, Schoppenhorst M (1973) Beitrag der Elektroenzephalographie zur Feststellung des Hirntodes: Bemerkungen zur Bewertung und Technik: In: Krösl W, Scherzer E (Hrsg) Die Bestimmung des Todeszeitpunktes. Maudrich, Wien, S 103–116

Kugler J (1981) Elektroenzephalographie in Klinik und Praxis. Thieme, Stuttgart New York

Kugler I, Angstwurm H, Finsterer U, Osterpowitz B, Ross A (1973) Das Erlöschen der zerebralen Funktion vor dem Tode. In: Krösl W, Scherzer E (Hrsg) Die Bestimmung des Todeszeitpunktes. Maudrich, Wien, S 93–102

Kuhlendahl H (1981) Problembereich: Feststellung des Hirntodes. Med Klin 76:435

Kuni CC, Rogge DM (1986) Radionuclide brain perfusion studies in suspected brain death. Clin Nucl Med 11/8:551–555

Langhorst P, Schulz B, Lambertz M, Schulz G, Camerer H (1980) Dynamic characteristics of „unspecific brain stem system". In: Koepchen HP, Hilton SM, Trzebrki A (Hrsg) Central interaction between respiratory and cardiovascular control system. Springer, Berlin Heidelberg New York, pp 30–39

Langhorst P, Schulz G, Lambertz M (1986) Integrative control mechanisms for cardiorespiratory and somatomotor function in the reticular formation of the lower brain stem. In: Grossmann P, Jessen KH, Vaitl D (eds) Cardiorespiratory and cardiosomatic psychophysiology. Plenum Press, New York, pp 9–39

Lauber A (1972) Return of EEG activity after electrocerebral silence: Two case reports. J Neurol Neurosurg Psychiatry 35:103–107

Laufs A (1985) Juristische Probleme des Hirntodes. In: Gänshirt H, Berlit P, Haack G (Hrsg) Kardiovaskuläre Erkrankungen und Nervensystem, Neurotoxikologie, Probleme des Hirntodes. Springer, Berlin Heidelberg New York Tokyo, S 559–564

Laun A, Agnoli AL, Klug N (1985) Die akute Hypodensität des Hirnstammes im CT – Zeichen des Hirntodes? In: Gänshirt H, Berlit P, Haak G (Hrsg) Kardiovaskuläre Erkrankungen und Nervensystem, Neurotoxikologie, Probleme des Hirntodes. Springer, Berlin Heidelberg New York Tokyo, S 634–638

Lechner H, Ott E (1973) Impedanzuntersuchungen bei reversiblem und irreversiblem Funktionsverlust des Gehirns. In: Krösl W, Scherzer E (Hrsg) Die Bestimmung des Todeszeitpunktes. Maudrich, Wien, S 163–170

Lee VW, Hauck RM, Morrison MC, Peng TT, Fisher E, Carter A (1987) Scintigraphic evaluation of brain death: Significance of saggital sinus visualization. J Nucl Med 28:1279–1283

Leipzig TJ, Lowensohn RI (1986) Heart rate variability in neurosurgical patients. Neurosurgery 19/3:356–362

Leutenegger A, Frutinger A (1982) Hirntoddiagnose und Organspende. Schweiz Med Wochenschr 112:864–866

Levy MN, Martin PJ (1975) Neural control of the heart. In: Berne RM, Sperelakis N, Geiger R (eds) Handbook of physiology – The cardiovascular system I. American Physiological Society, Bethesda, pp 581–620

Lindsay KW, Carlin J, Kennedy J, Fry J, McInnes A, Teasdale GM (1981) Evoked potentials in severe head injury – analysis and relation to outcome. J Neurol Neurosurg Psychiatry 44:896–902

Link J, Wagner W, Rohling R, Mühlberg J (1988) Ist die cerebrale Panangiographie zur Feststellung des Hirntods überflüssig? Anaesthesist 37:43–48

Lippert HD (1982) Wie lange reanimieren? Notfallmedizin 8:998–1003

Liptak G (1986) Spontaneous movements in brain-dead patients. JAMA 255:15

Litscher G, Pfurtscheller G, Kurz R, Fritsch G (1986) Hirnstammfunktionsuntersuchungen an Säuglingen mit Apnoe-Syndrom unter Verwendung akustisch evozierter Hirnstammpotentiale und der Herzratenvariabilität. EEG EMG 17:62–65

Litscher G, Pfurtscheller G, Schwarz G, List WF (1987) Akustisch evozierte Hirnstammpotentiale – Voraussetzungen für klinische Anwendungen, Datenqualität und Fehlerquellen. Anaesthesist 36:555–560

Lloyd-Mostyn RH, Watkins PJ (1976) Total cardiac denervation in diabetic autonomic neuropathy. Diabetes 25:748–751

Logigian EL, Ropper AH (1985) Terminal electrocardiographic changes in brain-dead patients. Neurology 35:915–918

Lüder M (1980) Empfehlungen der Gesellschaft für Anästhesiologie und Reanimation der DDR zum Vorgehen bei der Feststellung des Hirntodes. Anaesthesiol Reanim 5:248–249

Lyon LW, Kimura W, McCormick WF (1972) Orbicularis oculi reflex in coma. Clinical, electrophysiological and pathological correlations. J Neurol Neurosurg Psychiatry 35:582–588

Marguth F, Lanksch W (1973) Klinische Symptome im Vorfeld des Hirntodes. In: Krösl W, Scherzer E (Hrsg) Die Bestimmung des Todeszeitpunktes. Maudrich, Wien, S 71–74

Marx P (1985) Der plötzliche zerebrale Tod. Fortschr Med 6:109/33–113/41

Maurer K (1985) Akustisch evozierte Potentiale in der audiologischen und neurologischen Diagnostik: In: Schramm J (Hrsg) Evozierte Potentiale in der Praxis. Springer, Berlin Heidelberg New York Tokyo, S 213–249

Maurer K, Schäfer E, Leitner H (1980) The effect of varying stimulus polarity (rarefication vs. condensation) on early auditory evoked potentials (EAEPs). Electroencephalogr Clin Neurophysiol 50:332–334

Maurer K, Leitner H, Schäfer E (1982) Akustisch evozierte Potentiale, Methode und klinische Anwendung. Enke, Stuttgart

McMenamin JB, Volpe JJ (1983) Doppler ultrasonography in the determination of neonatal brain death. Ann Neurol 14:302–307

McPeck M, Seriff NS, Wiener LM (1981) Comparison of the cerebral function monitor with the EEG in determining brain death. Crit Care Med 9:459–468

Mehta AJ, Seshia SS (1976) Orbicularis oculi reflex in brain death. J Neurol Neurosurg Psychiatry 39:784–787

Melcher A (1976) Respiratory sinus arrhythmia in man. A study in heart rate regulating mechanisms. Acta Physiol Scand (Suppl) 435:7–31

Mihm FG, Halperin BD (1983) Non-invasive monitoring of respiratory with oximetry and capnography. Anesthesiology 59:A 136

Molinary GF (1982) Brain death, irreversible coma, and words doctors use. Neurology 32:400–402

Mollaret P, Goulon M (1959) Le coma dépassé. Rev Neurol 101:3–15

Moshe SL, Alvarez LA (1986) Diagnosis of brain death in children. J Clin Neurophysiol 3/3:239–249

Müller D (1973) Zur Frage des sogenannten Hirntodes bei Neugeborenen und im frühen Kindesalter. In: Krösl W, Scherzer E (Hrsg) Die Bestimmung des Todeszeitpunktes. Maudrich, Wien, S 41–44

Müller D, Krell D, Koch RD, Wunderlich B, Wunderlich CH (1983) Klinische, elektroneurographische und neurovegetative Befunde bei Patienten mit chronischer Niereninsuffizienz und nach Nierentransplantation. Psychiatr Neurol Med Psychol 35:460–466

Murphy TM (1986) Treatment of chronic pain. In: Miller RD (Hrsg) Anesthesia. Churchill Linvingstone Edinburgh, pp 2077–2109

Naftchi NE, Wooten GF, Lowman EW, Axelrod J (1974) Relationship between serum dopamine-β-hydroxylase activity, catecholamine metabolism, and hemodynamic changes during paroxysmal hypertension in quadriplegia. Circ Res 35:850–861

Narayan PV (1986) Drugs as a cause of fixed, dilated pupils after resuscitation. JAMA 255:3251

Nau HE, Rimpel J (1987) Multimodality evoked potentials and encephalography in severe coma cases. Clinical experiences in a neurosurgical intensive care unit. Int Care Med 13:249–255

Nau HE, Wiedemayer H, Brune-Nau R, Pohlen G, Kilian F (1987) Zur Validität von Elektrozenzephalogramm (EEG) und evozierten Potentialen in der Hirntoddiagnostik. Anästh Intensivther Notfallmed 22:273–277

Newlon GP, Greenber RP, Hyatt MS, Enas GG, Becker DP (1982) The dynamics of neuronal dysfunction and recovery following severe head injury assessed with serial multimodality evoked potentials. J Neurosurg 57:168–177

Nijhuis JG, Kruyt N, Van Wijck JAM (1988) Fetal brain death. Two case reports. Br J Obstet Gynaecol 95:197–200

Nishimura N, Sugi T (1984) Circulatory supoort with sympathetic amines in brain death. Resuscitation 12:25–30

Nishimura N, Miyata Y, Takii Y (1985) Cardiovascular Changes in terminal Stage. Jpn J Anesthesiol 34:489–492

Oka M, Nishii T, Marusasa J, Hazamata A, Moriwaki H, Arimoto T (1971) Intracranial echo pulsation in brain death, brain tumor and intracranial hypertension. Jpn J Surg 1:146–154

Ong GL, Bruning HA (1981) Dilated fixeed pupils due to administration of high dosis of dopamine hydrochloride. Crit Care Med 9:658

Pallis C, MacGillivray B (1980) Brain death and the EEG. Lancet II/15:1085–1086

Pendl G (1986) Der Hirntod. Eine Einführung in seine Diagnostik und Problematik. Springer, Berlin Heidelberg New York Tokyo

Penin H, Käufer C (1973) Kriterien des zerebralen Todes aus neurologischer Sicht. In: Krösl W, Scherzer E (Hrsg) Die Bestimmung des Todeszeitpunktes. Maudrich, Wien, S 19–25

Perel A, Berger M, Cotev S (1983) The use of continuous flow of oxygen and PEEP during apnea in the diagnosis of brain death. Int Care Med 9:25–27

Pfenninger J (1984) Early prediction of outcome after severe head injury in children. Z Kinderchir 39:223–228

Pfurtscheller G, Schwarz G, Pfurtscheller B, List WF (1983) Computerunterstützte Analyse von EEG, evozierten Potentialen, EEG-Reaktivität und Herzfrequenzvariabilität an komatösen Patienten. EEG EMG 14:66

Pfurtscheller G, Schwarz G, List WF (1985) Brain death and bioelectrical brain activity. Int Care Med 11:154–157

Pfurtscheller G, Schwarz G, Gravenstein N (1985b) Clinical relevance of long latency SEPs and VEPs during coma and emergency from coma. Electroencephalogr Clin Neurophysiol 62:88–98

Pfurtscheller G, Schwarz G, Schröttner O, Litscher G, Maresch H, Auer L, List WF (1987) Continuous and simultaneous monitoring of EEG spectra and brainstem auditory and somatosensory evoked potentials in the intensive care unit and the operating room. J Clin Neurophysiol 4/4:389–396

Pfurtscheller G, Schwarz G, Moik H, Haase V (1989) Braindex – Ein Expertensystem für die Hirntoddiagnostik. Biomed Techn 34:3–8

Pia HW (1986) Brain death. Acta Neurochir 82:1–6

Planitzer J, Tschenderlein R, Schulze HAF, Lehmann R (1985) Computertomographische Untersuchungen bei irreversiblem zerebralem Funktionsausfall (Hirntod). Psychiatr Neurol Med Psychol 37:509–517

Pomeranz B, Macaulay RBJ, Caudill MA, Kutz J, Adam D, Gordon D, Kilborn KM et al. (1985) Assessment of autonomic function in humans by heart rate spectral analysis. Am J Physiol 248:H 151–H 153

Powner DJ (1976) Drug-associated isoelectric EEGs. JAMA 236:1123

Prior PF (1980) Brain death. Lancet II/22:1142

Quaknine GE (1978) Cardiac and metabolic alterations in brain death: Discussion paper. Ann NY Acad Sci 315:252–264

Quaknine GE, Mercier C (1985) La valeur du test à l'atropine dans la conformation de la mort cérébrale. Union Med Can 114:76–80

Rabending G, Klöckner H, Reichel G (1983) Elektrophysiologische Hirnstammdiagnostik. Die respiratorische Herzarrhythmie – diagnostische Möglichkeiten mit einem Hirnstammreflex. In: Neumärker KJ (Hrsg) Neurologische, psychopathologische, morphologische, neurophysiologische und computertomografische Aspekte. Enke, Stuttgart, S 57–64

Rodin E, Tahier S, Austin D, Andaya L (1985) Brainstem death. Clin Electroencephalogr 16/2:63–71

Ropper AH (1984) Unusual spontaneous movement in brain-dead patients. Neurology 34:1089–1092

Ropper AH, Kennedy SK, Russell L (1981) Apnea testing in the diagnosis of brain death. J Neurosurg 55:942–946

Rotter H (1986) Moraltheologische Fragen zum Hirntod. Intensivbehandlung 11:22–25

Rumpl E, Prugger M, Gerstenbrand F, Brunnhuber W, Badry F, Hackl JM (1988) Central somatosensory conduction time and acoustic brainstem transmission time in post-traumatic coma. J Clin Neurophysiol 5/3:237–260

Rupprecht A, Scherzer E (1963) Über einen Fall von Karotisstenose infolge Hirndrucksteigerung. Wien Z Nervenheilk Grenzgeb 20:169–177

Sakuma J, Ueda J, Koide M (1985) R-R interval variations and autonomic nervous function under general anesthesia. Anesthesiology 34/2:223–227

Sano T, Suzuki F, Takashi M, Fukamachi M, Furukawa T (1968) Clinical application. Jpn Heart J 9:64–75

Sano T, Suzuki F, Takashi M, Fukamachi M, Furukawa T (1967) On the spatial velocity electrocardiogram. Jpn Heart J 8:301–308

Sayers B (1973) Analysis of heart rate variability. Ergonomics 16:17–32

Scherzer E, Pendl G (1973) Die terminale perkutane Angiographie des Zerebrums. In: Krösl W, Scherzer E (Hrsg) Die Bestimmung des Todeszeitpunktes. Maudrich, Wien, S 137–154

Schild H (1987) Artificial intelligence using C. Osborne. McGraw-Hill, Berkeley/CA

Schneider H, Matakas F (1973) Zur Morphologie des Hirntodes. In: Krösl W, Scherzer E (Hrsg) Die Bestimmung des Todeszeitpunktes. Maudrich, Wien, S 212–221

Schnupp P, Leibrandt U (1988) Expertensysteme: Nicht nur für Informatiker. Springer, Berlin Heidelberg New York Tokyo

Schrader H, Hirschauer M, Mundinger F, Krainick JU (1973) Diagnose des intravitalen Hirntodes mit der zerebralen Radio-Isotopen-Angiographie. Fortschr Röntgenstr (Beiheft) 86–87

Schröder R (1978) Chronomorphology of brain death. Adv Neurosurg 5:346–348

Schulz H (1977) Thesen zum Stellenwert klinischer und paraklinischer Untersuchungsmethoden bei der Feststellung des Hirntodes. Dtsch Gesundheitswesen 32/26:1201–1202

Schulze HAF, Zettler H, Lehmann R, Planitzer J (1985) Irreversibler zerebraler Funktionsausfall (sog. Hirntod). Weitere Erfahrungen zum diagnostischen Vorgehen. Psychiatr Neurol Med Psychol 37/9:501–507

Schwarz G (1988) Funktionsbeurteilung bewußtseinsgestörter Patienten mittels evozierter Potentiale. Klin Wochenschr (Suppl XIV) 66:48–52

Schwarz G, Pfurtscheller G, List WF (1986) Akustisch evozierte Hirnstammpotentiale – Möglichkeiten und Probleme an der Intensivstation. Anaesth Intensivther Notfallmed 21:262–265

Schwarz G, Pfurtscheller G, Litscher G, List WF (1987) Quantification of autonomic activity in the brainstem in normal, comatose and brain dead subjects using heart rate variability. Function Neurol 2:149–154

Schwarz G, Pfurtscheller G, Zwiener U, Tscheliessnigg KH, Litscher G, Gombotz H, Maresch H, List WF (1988a) Heart rate variability – clinical applications. In: Schuy S, Leitgeb N (eds) BME-Austria 88. Conference proceedings, pp 97–99

Schwarz G, Pfurtscheller G, Tritthart H, List WF (1988b) Hirndruckanstieg beim Monitoring akustisch evozierter Hrimstammpotentiale mittels Kopfhöhrer. Neurochirurgia (Stuttg) 31:216–218

Schwarz G, Pfurtscheller G, Kopp W, Litscher G, Druschky K, List WF (1988c) Multimodal evozierte Potentiale und Herzratenvariabilität bei komatösen Patienten, Teil 2: Visuell evozierte Potentiale und computertomographische Befunde. EEG EMG 19:65–70

Schwarz G, Pfurtscheller G, Tritthart H, Litscher G, List WF (1989) Begleitphänomene beim EP-Monitoring auf der Intensivstation. Intensivbehandlung 14/1:28–32

Schweizerische Akademie der Wissenschaften (1983) Richtlinien für die Definition und die Diagnose des Todes. Schweiz Ärztez 64/21:810–812

Shalit MN, Beller AJ, Feinsod M, Drapkin AJ, Cotev S (1970) The blood flow and oxygen consumption of the dying brain. Neurology 20:740–748

Shore RM, Rao BK, Berg OB (1988) Massive jugular and dural sinus reflex associated with cerebral death. Pediatr Radiol 18:164–166

Shortliffe EH (1976) Computer-based medical consultations: Macin. Elsevier, New York Oxford Amsterdam

Siemens P, Hilger HH (1987) Variability of heart rates in brain death. Neurosurg Rev Suppl I

Sinclair ME, Suter PM (1987) Lower oesophageal contractility as an indicator of brain death in paralysed and mechanically ventilated patients with head injury. Br Med J 294:935–936

Spiss CK, Mauritz W, Zadrobilek E, Draxler V (1985) Nichtinvasive Pulsoximetrie zur Bestimmung der Sauerstoffsättigung bei Intensivpatienten. Anaesthesist 34:405–408

Squifflet JP, Carlier M, Gribomont B, Mahieu YP, Rubay J, Otte JB, Lecomte C, Alexandre GPJ (1986) The peroperative management in multiple organ donors: A crucial phase in organ transplantation. Acta Anaesthesiol Belg 37:71–76

Starr A (1976) Autitory brain-stem responses in brain death. Brain 99:543–554

Steinbereithner K (1969) Grenzgebiete zwischen Leben und Tod – Anästhesiologische Probleme. Wien Klin Wochenschr 81:530–533

Steinhart CM, Weiss OP (1985) Use of brainstem auditory evoked potentials in pediatric brain death. Crit Care Med 13:560–562

Steller E, Litscher G, Pfurtscheller G, Schwarz G, Reiterer F (1988) EEG-EP monitoring system with PC. In: Schuy S, Leitgeb N (eds) Proc BME Austria 88, pp 89–92

Stober T, Kunze K (1982) Electrocardiographic alterations in subarachnoid haemorrhage. J Neurol 227:99–113

Stockard JJ, Sharbrough FW, Tinker JA (1978) Effects of hypothermia on the human brainstem auditory response. Ann Neurol 3:368–370

Stockard JJ, Stockard JE, Starbrough FW (1979) Non-pathologic factors influencing brainstem auditory-evoked responses. Normal variation as a function of stimulus and subject characteristics. Arch Neurol 39:823–831

Stockard JJ, Stockard JE, Sharbrough FH (1980) Brainstem auditory evoked potentials in neurology: Methodology, Interpretation and clinical application. In: Aminoff MF (ed) Electrodiagnosis in clinical neurology. Churchill Livingstone, Edinburgh, pp 370–413

Stöhr M, Trost E, Ullreich A, Riffel B, Wengert P (1986) Bedeutung der frühen akustisch evozierten Potentiale bei der Feststellung des Hirntodes. Dtsch Med Wochenschr 111:1515–1519

Stöhr M, Riffel B, Trost E, Wengert P (1987) Bedeutung der somatosensibel evozierten Potentiale (SEP) bei der Feststellung des Hirntodes. Anästh Intensivther Notfallmed 22:21–25

Striebel HW, Steinhoff U, Kretz FJ (1988) Die pulsoximetrische Überwachung der arteriellen Sauerstoffsättigung. Anästh Intensivmed 29:8–16, 3–11

Stroh-Werz H, Langhorst P, Camerer H (1976) Neuronal activity with relation to cardiac rhythm in the lower brainstem of the dog. Brain Res 106:293–305

Sutton LN, Frewen T, Mausch R, Jaggi J, Bruce DA (1982) The effects of deep barbiturate coma on multimodality evoked potentials. J Neurosurg 57:178–185

Teasdale G, Jennett B (1976) Assessment and prognosis of coma after head injury. Acta Neurochir 34:45–55

Tentler RL, Sadove M, Becka DR, Taylor RC (1957) Electroencephalographic evidence of cortical „death" followed by full recovery. JAMA 164/15:1667–1670

Tomlinson T (1984) The conservative use of brain-death criterion: a critique. J Med Philos 9:377–393

Torre JC de la (1981) Evaluation of brain death using somatosensory evoked potentials. Biol Psychiatr 16/10:931–935

Trojaborg W, Jörgensen EO (1973) Evoked cortical potentials in patients with „isoelectric" EEGs. Electroencephalogr Clin Neurophysiol 35:301–309

Uematsu S, Smith TD, Walker AE (1978) Pulsatile cerebral echo in diagnosis of brain death. J Neurosurg 48:866–875

Uziel A, Benezech J, Lorenzo S, Monstrey J, Duboin MP, Roquefeuil B (1982) Clinical applications of brainstem auditory evoked potentials in comatose patients. In: Courjon J, Mauguiere F, Reval M (Hrsg) Clinical applications of evoked potentials in neurolog. Raven, New York, pp 195–201

Vallbona C, Cardus D, Spencer WA, Hoff HE (1965) Patterns of sinus arrhythmia in patients with lesions of the central nervous system. Am J Cardiol 16:379–393

Vatne K, Nakstad P, Lundar T (1985) Digital substraction angiography (DSA) in the evaluation of brain death. Neuroradiology 27:155–157

Walker AE (1977) Sedative drug surveys in coma. Postgrad Med 61:105–109

Walker AE (1981) Cerebral Death. Urban & Schwarzenberg, Baltimore München

Walker AE (1983) Current concepts of brain death. J Neurosurg Nurs 15:261–264

Warr B (1980) Efferent components of the auditory system. Ann Otol Rhinol Laryngol 89:114-120

Waterman DA (1986) A guide to expert systems. Addison Wesley, London Amsterdam Paris

Wawersik J (1969) Klinik und Diagnostik des Hirntodes unter besonderer Berücksichtigung der cerebralen Hypoxie als auslösende Ursache. In: Penin H, Käufer C (Hrsg) Der Hirntod. Todeszeitbestimmung bei irreversiblem Funktionsverlust des Gehirns. Thieme, Stuttgart, S 10-22

Wee AS (1986) Scalp EMG in brain death electroencephalogram. Acta Neurol Scand 74:128-131

Weiss SM, Kulikowsky CA (1983) A practical guide to designing expert systems. Rowman & Allanheld, Totowa/NJ

Wetzel RC, Setzer N, Stiff JL, Rogers MC (1985) Hemodynamic responses in brain dead organ donor patients. Anesth Analg 64:125-128

Wolff HP (1982) Kriterien des Hirntodes. Dtsch Ärztebl 14:45-55

Wrigley PFM, Sheldon P, Whitty CWM (1967) Normal cerebral function with bilateral carotid occlusion. Br Med J 1:93-94

Yelderman M, New W (1983) Evaluation of pulse oximetry. Anesthesiology 59:349-352

Yoshioka T, Sugimoto H, Uenishi M, Sakamoto T, Sadamitsu D, Sakano T, Sugimoto T (1986) Prolonged hemodynamic maintenance by the combined administrations of vasopressin and epinephrine in brain death: a clinical study. Neurosurgery 18/5:565-567

Zbilut JP, Lawson L (1988) Decreased heart rate variability in significant cardiac events. Crit Care Med 16/1:64-66

Zwiener U (1985a) Physiologie und Pathophysiologie neurovegetativer Kurzzeitrhythmen. Wiss Z FSU, Naturwiss Reihe 34:146-155

Zwiener U (1985b) Pathophysiologie und Funktionsdiagnostik der nervösen Herzkreislaufregulation. Ergebn Exp Med 46:90-105

Zwiener U, Schwarz G, Bauer R, Rother M, Pfurtscheller G, Witte H, Litscher G, Claußen D (im Druck) Hirnstamm und Herzfrequenzvariabilität – Experimentelle und klinische Resultate für eine topische Orientierung und selektive Quantifizierung. Psychiatr Neurol Med Psychol

Sachverzeichnis

Abflußsystem, venös 2
Acetylcholin 26
Achillessehnenreflex 16
Adduktionsreflex, obere Extremität 16
Adrenalin 9, 26
Akkumulationswert 113
Aktionspotential 8. Hirnnerv 75
akustisch evozierte Hirnstammpotentia-
    le 63, 68, 70, 73–84
– – –, Stimulationsartefakt 82, 84
Amaurose 14
Aminoglykosid 82
Analreflex 16
Angiographie, zerebrale 18, 47–49
–, –, fehlende Gefäßdarstellung 48
–, –, Gefäßanomalie 48
–, –, Gefäßverschluß 48
–, –, Pädiatrie 95
–, –, transfemorale Katheterangiogra-
    phie 48
Anisokorie 13
Apnoe 6, 36, 57
Apnoetest 7, 11, 32, 34, 57, 78
Areflexie, zentrale 13
Armplexus 85
Arrhythmie, respiratorische s. Herzraten-
    variabilität
Arteria (A.) basilaris 48, 50
– carotis interna 48, 50
– cerebri posterior 50
– vertebralis 48
arterieller Druck s. Blutdruck
Atemaktivität 7
Atemfrequenz 34
Atemstillstand s. Apnoe
Atemzentrum 6, 7
Atropin 13, 26, 33, 39, 40
Atropintest 47
Audiometriekopfhörer s. Kopfhörer
Autolyse 4
Averaging s. Mittelungsprozeß

Backward chaining 122
Barbiturate 38, 53, 82
Barbituratintoxikation 14
Barorezeptoren 27

Basilarmembran 63
Bauchhautreflex 16
Beatmungsgerät s. Respirator
Beckenbodenreflex 16
Beta-Rezeptorenblockade 26
Bewußtlosigkeit s. Koma
Bewußtsein 1
Bizepssehnenreflex 17
Blinkreflex 94
Blockade, neuromuskuläre 6, 43, 44
Blutdruck 22
–, Anstieg 9, 44, 45
–, hypertone Krise 22
Blutdruckrhythmen 27
Blutdruckwellen 27
Blutgasanalyse 7
Blut-Hirn-Schranke 48
Bogengänge 77
Bradycardie 47
BRAINDEX 112–125
Bulbärhirnsyndrom 6, 29, 33, 39, 77
Bulbocavernosusreflex 16
Bulbusdruck 47
Bulbustrauma 14

Cisterna magna 4
CLIPPER 115
Colliculus inferior s. Mesencephalon
CO_2, Partialdruck 7
–, Produktion 7
–, Stimulationsschwelle 7
Coma s. Koma
Computer 28, 66, 72, 99
Computertomographie 53
–, fehlendes Enhancement 53
–, Herniationszeichen 53
Corti-Organ 76, 77, 78

Data processing 110
Datenbank, Koma-Hirntod 99
Datenerfassung 99
–, Erhebungsbogen 99
Dehnungsrezeptoren 27
Demarkationsphänomen 3
Depolarisation, diastolische 25, 26
Diabetes insipidus 23

Diffusionsoxygenation, apnoische   9
Diurese, forcierte   23
Dopamin   11, 13, 29, 98
Dorsalflexionsbewegungen, Sprungge-
    lenk   19
Droperidol   36
Druck, systolischer   2
Druckanstieg, intrakranieller   7, 8, 9, 48
Druckimpuls   63
Dysfunktion, kardial   5
-, respiratorische   5, 7
Dyshämoglobinämie   13

EEG, Artefakte   56–57
-, EKG   57
-, isoelektrisches   53, 55, 95
-, Leistungsspektrum   57
-, Muskelaktionspotential   56
-, Nullinien   53
-, Sägezahnmuster   57
-, standardisierte Anforderungen   55
-, Störungen, kapazitive   56
-, Wechselstromeinstreuung   56
EEG-EP-Monitoring, synchron   72
-, -, Hardware   72
-, -, Software   72
Eiswasserspülung   14
EKG   12, 13, 26, 32
-, Überleitungszeit   26
Elektroden-Hautwiderstand   64
Elektroenzephalographie s. EEG
Elektrokardiogramm s. EKG
Elektrokochleographie   84
Elektroretinogramm   91, 94
Endothelschwellung   2
entzündliche Prozesse   5
Enzephalitis   5
Enzephalopathie, entzündliche   95
-, postvakzinale   95
Erb-Punkt   85, 89
Erektion   16
Erhebungsbogen   9
Erklärungskomponente   110, 120
Etomidat   35, 36, 38, 53, 85
evozierte Potentiale   60–63
- -, Ableitetechnik
- -, Amplitude   65
- -, Fehlerminimierung
- -, Latenz   65
- -, multimodale   70
- -, Polarität   65
- -, Stimulation   63
- -, Synchronisation   65
Expansion, obstruktive   2
Expertensystem   99, 109
Extension-Pronation-Reflex   17

extrapyramidale Manifestationen   20
Extrasystolen, supraventrikuläre   29, 31
-, ventrikuläre   29, 31

Far field Technik   87
Faszikulationen   19
Fentanyl   36, 38, 44
Fernfeldpotential   65
Fingerbeugung, isotop   17
Fingersonde s. Pulsoxymetrie
File   122
Flexion, Hüftgelenk   19
Fluchtreflex, obere Extremität   16
-, untere Extremität   16
Fontanelle   95
Foramen supraorbitale   94
Forward chaining   112, 113, 123
Fossa posterior   49
Frame   123
Furosemid   82

Galantreflex   16
Gammakamera, mobile   49
Ganglion geniculi   77
- vestibulare   77
Ganglioplegika   13, 28
Gefäßanomalie s. Angiographie
Gehirn s. Hirn
Gerhirnschädel   81
Gehirnvolumen   2
Generatorpotential   61
Gesamthirn   1
Gesamtnekrose   4
Gesichtsschädelverletzung   58
Gewebsnekrose, generalisierte   2
Glasgow Coma Score   57
Glaukom   14
Gliareaktion, fehlende   4
Goal   123
Greifreflex, Hand   16
-, Zehen   16
Großzehen-Extensions-Flexions-Reflex   16

Haut, Rötung   44, 45
Herzfrequenz   24
-, Anstieg   44, 47
-, fixierte   34
Herzfrequenzvariabilität s. Herzraten-
    variabilität
Herzratenvariabilität   24, 26, 27, 36, 96
-, Ausschlußkriterien   28–29
-, Fourier-Transformation   28
-, Generatorstrukturen   34
-, Niederfrequenzband   32
-, physiologische Vorraussetzungen
    25–27

-, respiratorisches Frequenzband   32
-, Restvariabilität   33, 40
-, Spektralanalyse   27, 28, 34
-, Variationskoeffizient   27
Herzschlagfolge   25
Herztransplantation   40
Hirn, generalisierte Gewebsnekrose   2
-, Ödem   3
-, primäre Schädigung   5
-, Reserveräume   2
-, sekundäre Schäden   5
-, Totalinfarkt   2
-, Volumenzunahme   3
Hirndruck s. intrakranieller Druck
Hirnhäute, weiche   4
Hirnnervenreflex   13, 98
Hirnödem   2, 53
Hirnrinde   62
Hirnschaden, supratentoriell   57
Hirnstamm   73, 90
-, vagales Kerngebiet   44
Hirnstammaktivität   44
Hirnstammareflexie   57, 91
-, komplette   7
Hirnstammirritation   25
Hirnstammläsion   25
-, primäre   9, 57
Hirnstammreflex   24
Hirnstammtod, isolierter   7, 57, 91
Hirntod, Definition   1
-, Diagnose   5
-, Impedanzbedingungen   84
-, Notfallmedizin   98
-, Pädiatrie   95–96
-, pathomorphologisches Substrat   2, 3
-, Pathophysiologie   2
-, Voraussetzungen   5, 6, 14
Hirntumor   5, 52
Hörnerv s. N. acusticus
Hörschaden   82
Hornhaut   14
Hustenreflex   14
Hyperexzitabilität, periphere Nerven   20
Hyperpigmentation   13
Hyperreflexie, autonome   45
Hypokapnie   13
Hypophysenvorderlappen   3
Hypothermie   14, 23, 53
-, primäre   6
Hypotonie   5, 22
Hypoventilation   7
Hypoxidose   5
Hypoxie   12, 14

ICP s. intrakranieller Druck
-, Anstieg, reversibel   79

Impedanzrespirogramm   35
-, graphie   12
Implementierung   115, 120, 124
Inaktivität, hirnelektrische   53, 57
Infekt   6
Inferenz   123
Innenohr, Pars petrosa   77
Inputkontrolle   82, 89
Intelligenz, künstliche   99, 115
Intoxikation   5, 98
intrakranieller Druck   2, 50, 53, 79
Iris   13
-, Alpha-Rezeptoren   14
Irreversibilität   6
Ischämie   53
-, totale   2
Isotopenangiographie   49
Isotopenuntersuchung s. Isotopenangio-
   graphie

Kälteblockade, N. vagus   26
Karotissinusreflex   47
Katecholamine   24
Katheterangiographie, transfemorale s.
   Angiographie
Kleinhirnmassen, nekrotische   4
Klick   63, 68
Kloni   19
Knochentrepanation, osteoklastische   81
Knowledge engineer   110
- engineering   110
Koma   6
-, diabetische Ketoazidose   5
-, hepaticum   5, 53
-, metabolisch-endokrin   6
-, Urämie   5
komplettes apallisches Syndrom   54
Konklusion   124
Kontaktlinsen   14
Kontrastmittel, Neurotoxizität   48
-, Osmolarität   48
-, Lipoidlöslichkeit   48
Konvektionsströme, pulssynchron   12
Konvulsionen, epileptische   20
Kopfhörer   63, 79
Kornealödem   14
Kornealreflex   14
kortikale Antwort   88
Kreislauffunktion   1
Kreislaufschock   6, 98
Kremaster-Reflex   16

Lazaruszeichen   18, 97
Lebenserhaltungspflicht   98
Leiterschleifen   64

Leitungsbahn, akustische   77, 90
-, sensorische   63, 90
Leitungsweg, genikulokalkariner   90
Lemniscus lateralis   75
Lichtblitz   64
Lidocain   82
limbisches System   27
Liquorpulskurve   4, 53
LISP   124
Logik, symbolische   109

mechanische Muskelkontraktionen   17
Medulla oblongata   6, 35, 75
Membranschwelle   25
Meningitis   5
Mesencephalon   75
mesodermale Strukturen   4
metabolische Enzephalopathie   5
Metaregel   124
Mikrophonpotentiale   84
Miniaturohrhörer   63, 81
Miosis s. Pupille
Mittelhirnsyndrom   6, 29, 33
Mittelungsprozeß   65
Momentanherzfrequenz   35
Monitoring, intraoperatives   25
Morphin   13
Motorik, spinal integriert   15-21
motorische Reaktionen   17
- Schablonen, spinale   15, 44
Muskeldehnungsreflexe   19, 20
Muskelkontraktionen   44
Muskelrelaxans, nicht depolarisierend
   88
Musculus orbicularis oculi   94

Nacken-Armflexion   17
Nackenbeuge-Abdominalreflex   16
Nacken-Hüftflexion   17
Nahfeldpotential   65
Nebennierenmark, Aktivität   9, 45
Neokortex   27
Nervenaktionspotential   61, 62
Nervensystem, parasympathisches   26
-, sympathisches   26
Nervus (N.) acusticus   75, 77, 84
- facialis   77, 84, 94
- medianus   64, 85
- opticus   3
- statoakustikus s. N. akustikus
- trigeminus   94
- vagus   24
Neuropathie, diabetogene   33
neuropathologische Befunde   2-4
Niereninsuffizienz   33
Noradrenalin   9, 26

Notfallmedizin   98
Nucleus cochlearis   75, 76
- dorsalis vagi   36, 39
- tractus solitarii   36, 39
Nystagmus   14

O₂-Insufflationssonde   10
O₂-Sättigung   10
-, Abfall   12
Ödem s. Hirn
okulovestibulärer Reflex   14
okulozephaler Reflex   14
Olivenkomplex   77
-, oberer   75
Operationsstimuli   44
Ophtalmopathie   14
Orbicularis oculi Reflex s. Blinkreflex
Organentnahme, Reaktionen   44-46
-, Plausibilitätskontrolle   97
Ösophaguskontraktilität   43
Oxygenation   7

Pädiatrie   95-96
Pancuronium   36
Pararrhythmien   28
Parasympathikusaktivität   26
Parasympatholytika   28
Patellarsehnenreflex   17
pathomorphologisches Substrat s. Hirn-
   tod
Pathophysiologie s. Hirntod
PC s. Computer
PC-PLUS   124
Perfusion, kalte   44
-, unzureichende   13
-, zerebrale   2
Perfusionsbehinderung   2
Pharynxmuskulatur   14
Photostimulation   94
Plantarflexion   16
Plastizität   95
Polyneuropathie, alkoholische   33
Polyradikuloneuropathie, demyelinisie-
   rende   60
Polyurie   23
Pons, oberer s. Lemniscus lateralis
-, unterer s. Olivenkomplex
Präexzitationssyndrome   28
Prämisse   124
Priapismus   16
primäre Schädigung s. Hirn
Primärkomplex, kortikaler   85
Problemlösungskomponente   110
Programmiersprache   115
Pulsationsecho   52

Pulsoxymetrie   10, 12
-, Fingersonde   13
Pupille, eng   13
-, mittelweit   13
-, reaktionslos   13, 14
-, weit   13, 14
Pupillenmotorik   14
Pupillenreflex   13
Puppenkopfphänomen s. okulozephaler
  Reflex

Querschnittsyndrom, hohes   44

Radionuklidbolustechnik   95
Rautengrube   77
Reanimationsmaßnahmen   98
Reflexantwort, kardiale   47
Reflexbogen, spinal   45
reflexogene Zonen   15
Regel   124
Regio retromandibularis   81
Reiz s. Stimulus
Renin-Angiotensin-System   27, 33
Reserveräume s. Hirn
Residualeffekt, elektrischer   60
Respirator, Diskonnektion   7, 18, 20, 24
respiratorische Insuffizienz s. Dysfunk-
  tion
Respirographie s. Spirographie
Restvariabilität   38, 40
retikuläres System, aufsteigendes   84
Rhythmusstörungen   34
Rindenfelder, sensorische   61
R-Trigger   29
Rückenmarkfunktion   15
Ruhepotential   25
Rumpfbeugung, ipsiversiv   17

Sauerstoffmangel   2, 53
Scala vestibuli   63
Schädel-Hirn-Trauma   5, 7, 98
Schädelinnendruck s. intrakranieller
  Druck
Schädelnaht, offen   95
Schallschläuche   63, 81
Schluckreflex   15
Schock, spinaler   15
Schrittmacher-EKG   29
Schrittmachergewebe   25
Schrittmacherpotential   25
Schulter-Arm-Beugung, ipsilateral   17
Schwebezeit   6, 95, 97
Schwitzen, profuses   44
sekundäre Schäden s. Hirn
Shell   125
Signal-Rausch-Verhältnis   65

Signalstärke   65
Sinnesrezeptoren   61
Sinus sagittalis   49
Sinusarrhythmie s. Herzratenvariabilität
Sinusknoten   25
Skrotal-Reflex   16
Sogimpuls   63
somatosensorisch evozierte Potentiale
  64, 68, 69, 70, 84-89
- - -, spinale Antwort   85
- - -, zervikale SEP   89
spinale Reflexe   15, 16, 44
Spinalisationsphänomene   19, 97
Spinalisationszeichen s. Spinalisations-
  phänomene
Spirographie   9, 10
Spontanatmung   55
Spontanbewegung   20
Stammhirnschnitte   35
Stauungspapille, fehlende   95
Steuerungsvorgänge, biologische   1
Stimulation, akustische   68
-, somatosensorische   68
-, visuelle   68
Stimulationsartefakt   63, 82
Stimulus, elektrischer   64
-, nozizeptiver   6, 17
-, taktiler   6, 17
Störfelder, magnetische   64
Streckschablonen   20
Strecksynergismen   20
Subarachnoidalraum, spinaler   4
Substanzen, neuromuskulär blockierend   6
-, zentral dämpfend   6
Subtraktionsangiographie, digitale   49
supratentorielle Prozesse   78
Sympathikusstimulation   26
Sympathikuszentrum   22
Synechien   14

Temperatur   23, 82
-, poikilotherme   23
Thermistor   10, 11
Thermistorrespirographie   11
Thrombenbildung   2
Tidalvolumen   34
Tod   1
Tools   125
Tonusregulation   21
Totalinfarkt s. Hirn
Trachealreflex   15
Tranquilizer   53
transkranielle Doppler-Sonographie   49
- -, Flußgeschwindigkeitsprofil   49
- -, Pendelfluß   50
- -, Spikes   50

Transplantationschirurgie   24
Tremor   20
Trigeminusschmerz   15
Trizepssehnenreflex   17
Trommelfell, Verletzung   14
Tubocurarin   36
T-Wellen-Trigger   29

Ultraschall   52
–, Ventrikel   52
Unterkühlung   98

Vaginal-Reflex   16
Vagotomie   26, 40
Vagusreizung   26
Variabilitätsstarre   34
vasokonstriktorische Substanzen s. Vaso-
    konstringenzien
Vasokonstringenzien   13, 22
Vegetativum   22–47
Ventilations-Perfusions-Imbalanzen   7
VEP-Skalptopographie   90
Vibrationsreiz   68

Viergefäßangiographie, zerebrale s. An-
    giographie
visuell evozierte Potentiale   64, 68, 69,
    70
Voraussetzungen s. Hirntod
Vorhofarrhythmien, pathologische   28

Wechseldruck   68
–, periodischer   64
Wissensbasis   110
Würgereflex   14

Zentralisation   13
zerebrale Arteriopathie   6
zerebrovaskuläres Ereignis   5
zervikale Antwort   88
Zervikalmark   3
Zirkulation, arterielle s. Zirkulationsstopp
Zirkulationsstillstand, zerebraler   47
Zirkulationsstopp   2, 48
Zwerchfellkontraktion   15
Zwerchfellmyoklonie   17